LA CIENCIA DEL AYUNO:

El confuso mundo de la nutrición y la estrategia olvidada

Miguel Angel Cruz Rojas

Con Fernando Pérez-Meza como colaborador

Tabla de contenidos

INTRODUCCIÓN

En 1944, uno de los padres de la nutrición moderna de nombre Ancel Keys, dirigió un estudio titulado *"Minnesota Starvation Experiment" ("El Experimento de Hambruna de Minnesota")*, cuyo objetivo era ver los efectos de la restricción calórica en 36 hombres voluntarios norteamericanos con características antropométricas similares (aproximadamente 69 kilos y 177 cm en promedio) que, durante 3 meses consumieron kilocalorías estimadas para su mantenimiento del peso corporal (alrededor de 3200 kcal) las cuales eventualmente fueron reducidas a cerca de 1570 kcal durante un periodo de 6 meses, esto con el objetivo de tener una disminución de cerca del 24 % de su peso corporal.

Se les otorgaba principalmente alimentos altos en carbohidratos (papas), mientras que alimentos altos en proteínas eran raramente otorgados (carnes o derivados lácteos). Después de estos 6 meses habría un periodo de recuperación en la que aumentaría el número de calorías para recuperar el peso perdido.

El principal objetivo de este estudio era ver los cambios fisiológicos y psicológicos en los 36 hombres para posteriormente determinar cuáles serían las pautas por llevar a cabo para una correcta recuperación, todo esto con la intención de tener información basada en evidencia para ayudar a las poblaciones afectadas durante la segunda guerra mundial.

Docenas de hombres fueron de forma totalmente voluntaria al llamado de Keys para colaborar en esta investigación, seleccionando al final a 36 de ellos, los cuales fueron elegidos por su excelente estado de salud físico y mental, de acuerdo con sus criterios.

Dentro de lo observado en este experimento se encuentran relevantes cambios, destacando: Un descenso en la fuerza y resistencia de los hombres, un descenso en su metabolismo basal (su temperatura corporal disminuyó) y una obsesión con los alimentos acompañado con un sentimiento de 'hambre' incontrolable, así como apatía, letargo, disminución en la libido, obsesión con la comida y otras alteraciones psicológicas negativas [1]. En pocas palabras: no la estaban pasando nada bien con esta dieta que aportaba cerca de la mitad de sus necesidades calóricas, incluso uno de los sujetos se automutiló un dedo. Dicho experimento y sus hallazgos dieron lugar a los dos tomos de *"The Biology of Human Starvation"* (que podríamos traducir como "La Biología del Hambre Humana").

De manera contrastante en un caso distinto, un hombre al que en el reporte científico apodaron "Mr. A.B." (su nombre completo siendo Angus Barbieri), en 1965 decidió hacer algo *extremo* para eliminar su exceso de grasa corporal: dejar de comer. Así que se acercó con un grupo de investigadores en Escocia para ser monitoreado en este proceso. Barbieri solo tomaba agua natural, café y micronutrientes suplementados, como lo menciona el artículo del *Postgraduate Medical Journal* en el que fue publicado. La idea original era que este procedimiento durara solo algunos días, pero sorprendentemente se sintió tan bien en todo el proceso que el periodo de ayuno se extendería hasta que *"el sujeto alcanzara su peso deseado",* disminuyendo su peso corporal de 456 libras (207 kg) a 180 libras (81 kg), e igual de sorprendente es que años después mantenía un peso de alrededor de 196 libras (89 kg). Habiendo subido solo 8 kg en los 5 años posteriores de haber finalizado el tratamiento [2].

Como docente, antes de mencionar este caso en clase me gusta iniciar con la pregunta: *"¿Saben cuánto es el tiempo registrado que más ha durado una persona sin comer?".* Y me sorprende escuchar las respuestas que podría promediar en *"30 días".* El tiempo que duró Angus sin consumir alimentos, fue de 382 días. Sólo como dato curioso, quedó registrado en el libro Guinness (en aquella época en la que aún no prohibían hazañas que pusieran en amplio riesgo la vida de la persona).

Nuestro cuerpo está hecho para tener hambre, pero también está hecho para conllevar el hambre.

Regresando a la comparativa de los dos casos expuestos anteriormente… uno no puede evitar hacerse la pregunta: ¿Por qué a los sujetos del experimento de Ancel Keys les fue tan mal y al señor Angus le fue tan bien, siendo que éste último no consumía alimentos (calorías) en lo absoluto?

Si bien es cierto que el señor Angus tenía mucha más energía almacenada (no es lo mismo pesar 69 kg que pesar 206 kg, y lógicamente toda la cantidad de energía que representa), la contrastante diferencia en cambios fisiológicos y psicológicos necesitarían una mayor explicación, comprendiendo que hay mucho más de fondo que pudieran hacer diferente los procesos involucrados en -comer poco- a los procesos involucrados a dejar de comer totalmente (ayunar). En otras palabras… ¿Podría no ser lo mismo *"comer poco, todo el tiempo"* a *"comer nada, cierto tiempo"*?

Para muchos pudiera haber mayor probabilidad de éxito en la abstinencia durante cierto tiempo que en la moderación durante todo el tiempo.

El ayunar (el cese temporal en el consumo de alimentos) ha sido parte fundamental en los patrones de alimentación de la humanidad durante mucho tiempo, periodos de no alimentación, contrastados por periodos de festines que se daban tras haber logrado una obtención alimentaria importante, término llamado *"feasting and fasting"* en inglés, que podríamos traducir como *"festines y ayunos"*.

Sin embargo, la idea de ayunar como estrategia para la mejoría en la composición corporal o la salud puede causar disonancia con las recomendaciones nutricionales populares actuales. Es aquí cuando podríamos regresar a las bases y poner en duda los conocimientos previamente establecidos (que con frecuencia son tomados como verdad sin necesariamente serlo) y replantear los conceptos detrás de algunos temas clave.

Ahora te dirás, "de algún lado debió haber salido esa información y por algo debe estar en donde está". Y sí, estoy completamente de acuerdo con eso. Sin embargo, y antes de comenzar más a fondo con el análisis del ayuno, debo citar a Marion Nestle (no tiene ningún parentesco con la compañía de alimentos) en su artículo titulado *"Food company sponsorship of nutrition research and professional activities: a conflict of interest?"* (*"Patrocinios de la industria alimentaria a investigaciones en nutrición y actividades de los profesionales: ¿Un conflicto de interés?"*) en donde plantea la potencial relación (en ocasiones perjudicial) entre las investigaciones, sus mensajes a la población en general y las corporaciones que las apoyan financieramente [3].

En otras palabras: no es nada nuevo el hecho de que ciertas compañías de la industria alimentaria, las cuales venden ciertos productos, tengan alguna clase de poder financiero dentro de las investigaciones en materia de nutrición y eventualmente en las recomendaciones que surjan de estas investigaciones.

Ahora bien, retomando este argumento no es ilógico pensar que mandar el mensaje de "el desayuno es la comida más importante del día" es mucho más rentable económicamente que mandar el mensaje "si se te escapa alguna comida, no te preocupes" y mucho menos el mensaje de "sáltate el desayuno". Sobre todo, cuando nos damos cuenta de cuáles son las compañías más involucradas en patrocinios, así como sus principales productos.

Decirle a la población "come menos" no es rentable. Aún y con el problema de las cifras mayores de personas obesas, las recomendaciones que se emiten a nivel público son "come mejor" o "aliméntate sanamente", dejando un amplio rango para su interpretación. Si la recomendación dice que comamos más frutas, debería decir también que este consumo de frutas será para sustituir otros alimentos menos saludables, pero esto no se dice y se puede malinterpretar como un consumo extra y no un consumo sustituto.

Por otro lado, la recomendación de realizar 5 comidas al día carece de evidencia científica que la justifique, pero sigue siendo el dogma que seguir en la ciencia de la nutrición. Esta recomendación pareciera haber sido obra de las compañías alimentarias para aumentar sus ventas, retomando el argumento anteriormente expuesto de Marion Nestle.

Como nota introductoria, cabe destacar que el ayuno y sus variaciones, utilizado como estrategia para mejorar tu composición corporal y salud, conlleva más estrategias que tan sólo *"saltarse el desayuno"*, pero dicha frase sirve para ejemplificar el punto: En la nutrición realmente pocas cosas (si acaso) son verdades absolutas. Y este es precisamente el encanto de esta ciencia: no hay blancos ni negros, hay grises. No hay una sola respuesta, puede haber varias. Voltear a ver la fisiología básica, así como los potenciales errores en la historia de la ciencia de la nutrición resulta en un interesante acercamiento para contestar algunas incógnitas que surgen: *"¿Cómo engordamos?, ¿Por qué hay aumento en las cifras de obesidad siendo que cada vez hay más descubrimientos científicos?, ¿Cómo puedo optimizar mi nutrición para tener los máximos resultados en mi apariencia física?, ¿El ayuno tiene beneficios o es una moda pasajera?,* sólo por decir algunas.

A pesar del actual auge, el ayuno no es nada nuevo. De hecho, es una práctica que se remonta a miles de años atrás y que ha sido usada por distintas culturas alrededor del mundo y por distintas causas: fines terapéuticos y de desintoxicación, fines religiosos e incluso como protesta para demostrar inconformidad. De igual forma, antes del desarrollo de las civilizaciones como tal (durante el paleolítico), se habla que los seres humanos podrían haber pasado largos periodos en los que no se alimentaban debido a la carencia temporal de alimentos, creando adaptaciones favorables para conllevar esto. Dichas adaptaciones siendo hoy parte del metabolismo de los seres humanos, características que serán analizadas más adelante en este libro.

Actualmente cobra cada vez más fuerza el uso del ayuno como estrategia para modificar favorablemente la composición corporal y mejorar la salud, sin embargo, pasar moderados a largos periodos de tiempo sin consumir alimento (dejando a un lado las razones por las cuáles se haga) no es nada nuevo en lo absoluto para el ser humano, y hacerlo voluntariamente con diversos propósitos tampoco lo es.

Una de las frases que más se escuchan actualmente en el mundo de la nutrición es aquella que se le atribuye a Hipócrates (el considerado padre de la medicina): *"Que el alimento sea tu medicina, y la medicina tu alimento"*, pero no tan conocidas son las ideas de Hipócrates referentes al exceso de grasa corporal. En general, Hipócrates recomendaba para el tratamiento de la obesidad (entre otras cosas) el consumo de una comida al día. En otras palabras, ayunos diarios de 23 horas.

Los antiguos griegos consideraban al ayuno una medicina natural que era observable en la naturaleza. Cuando algún animal enferma, detienen su ingesta de alimento de forma natural. De igual forma, creían que el ayuno conllevaba una mejoría en las habilidades mentales y cognitivas [4]. Nota: la ciencia moderna ha descubierto que las *cetonas,* productos formados a consecuencia de la deficiencia alimentaria de carbohidratos, también pueden hacer funcionar al cerebro y numerosos reportes anecdóticos manifiestan una mejor *claridad mental* en este proceso.

Del mismo modo, registros indican que los griegos seguían el concepto de variedad, no descartando ningún alimento o clasificándolo como "malo" y respetando el concepto de moderación. Término que en la actualidad se ha alejado mucho de los patrones de alimentación [5].

A comienzos del siglo XX surgieron artistas del ayuno, que con fines de espectáculo pasaban numerosos días sin ingesta de alimentos en lugares públicos donde eran observados. Eventualmente la moda pasó hasta que David Blaine, en el siglo XXI, la renaciera momentáneamente. De igual forma a principios del siglo XX, el ayuno empezó a ser revisado en la literatura científica. En 1915 un artículo en el *"Journal of Biological Chemistry"* describió al ayuno como *"un método perfectamente saludable, no dañino y efectivo para reducir el peso corporal en quienes sufren de obesidad"* [6].

Sin embargo, esta recomendación se ha ausentado e incluso se desalienta en la actualidad: ¿Por qué algo que hasta cierto punto se ha hecho de forma natural y que durante mucho tiempo se usó como estrategia efectiva para diversos fines, ahora es desacreditado repentinamente?

Hoy en día, al mencionar la palabra *"ayuno"* o decirle a un grupo de personas que no comes durante 16 horas en el día, van a tirarte de loco y de poco saludable, como si resultara mejor que desayunaras un producto a base de carbohidrato que tiene más carbohidrato adentro y bañado en aceite (como una torta de tamal, por ejemplo, el cual es un alimento común en mi país).

Se suele creer que es mejor desayunar "cualquier cosa" a no ingerir alimentos en lo absoluto, y considero que este pensamiento en ocasiones puede generar más posibles perjuicios que beneficios.

Para el conocimiento popular actual, parecería que fuera mejor opción tener constantemente al cuerpo en modalidad *"almacenamiento"* que en modalidad *"uso de reservas"*.

El ayuno y sus estrategias derivadas, se trata de tener una buena relación entre estas dos modalidades. Sin embargo, tampoco estoy tratando de decir que todo mundo debiera ayunar. Si bien, hay personas que pudieran valerse de esta estrategia para ciertos fines y con sus debidas pautas, muchos otros podrían ir por otro tipo de estrategias ajenas a ayunar.

Como detallaré a lo largo de estas páginas, el absolutismo en nutrición es una práctica errónea, por lo que no hay que tomar este mensaje de la manera equivocada: el contexto va a ser clave. En pocas palabras: Por cuestiones estadísticas: muchos se podrían beneficiar de ciertas prácticas, pero no todo mundo se beneficia de cualquier práctica.

Uno de los objetivos de este libro, ha sido el de delimitar cuáles y para quiénes podrían ser los beneficios de esta estrategia. Ya que, es importante dejar claro esto: el ayuno es una estrategia más en el arsenal de la ciencia de la nutrición.

Una estrategia con validez y en la mayoría de los casos, una estrategia segura.

Realizada de forma correcta, ayunar podría conllevar importantes beneficios a nivel salud y composición corporal. Pero antes de voltear a ver qué dice la ciencia, debemos comenzar volteando aún más atrás, a la historia de la ciencia de la nutrición y eventualmente, a las bases fisiológicas establecidas a la fecha, esto con el fin de ofrecer un panorama más amplio en el análisis de esta estrategia.

En la primera parte de este libro hablo acerca de la historia de la nutrición y por qué no hay que tomar como ley todo lo que escuchamos, eventualmente en la segunda parte me adentro en las bases del metabolismo y los aspectos fisiológicos que se vinculan con la ingesta de los alimentos -o falta de- en el organismo, la tercera parte se enfoca en poner de nueva cuenta al ayuno dentro de la caja de posibilidades de intervención nutricional para finalmente, en la cuarta parte, ofrecer mis planteamientos y propuestas a seguir para fines de mejoría en la salud y la composición corporal.

Y, por último, cabe mencionar que el capítulo de Autofagia ha sido escrito por mi colega y amigo Fernando Pérez-Meza, creador de la página de divulgación *"Nutrición a la medida"*, y resalto el hecho de que por tener una participación aquí, no quiere decir que necesariamente esté de acuerdo en su totalidad conmigo en las ideas que expreso a lo largo de estas páginas.

Dicho esto, podemos comenzar a ver desde otra perspectiva al confuso mundo de la nutrición.

Referencias

1. Keys, A., Brožek, J., Henschel, A., Mickelsen, O., & Taylor, H. L. (1950). The biology of human starvation.(2 vols).

2. Stewart, W. K., & Fleming, L. W. (1973). Features of a successful therapeutic fast of 382 days' duration. *Postgraduate medical journal, 49*(569), 203-209.

3. Nestle, M. (2001). Food company sponsorship of nutrition research and professional activities: a conflict of interest?. *Public Health Nutrition, 4*(5), 1015-1022.

4. Adams, F. (1849). Hippocrates: The Genuine Works of Hippocrates Translated from the Greek with a Preliminary Discourse and Annotations. *Sydenham Society: London*

5. Skiadas, P. K., & Lascaratos, J. G. (2001). Dietetics in ancient Greek philosophy: Plato's concepts of healthy diet. *European journal of clinical nutrition, 55*(7), 532.

6. Folin, O., & Denis, W. (1915). On starvation and obesity, with special reference to acidosis. *Journal of Biological Chemistry, 21*(1), 183-192.

Parte I: El confuso mundo de la nutrición

"El problema con la ciencia de la nutrición es que saca al nutriente fuera del contexto del alimento, el alimento fuera del contexto de la dieta y la dieta fuera del contexto del estilo de vida"

Marion Nestle

Los dilemas de la nutrición

En el Siglo XVIII uno de los problemas frecuentes a los que se enfrentaban los marineros en los grandes navíos era el escorbuto, enfermedad a la que eventualmente se le relacionó con una deficiencia en lo que posteriormente sería llamado Vitamina C (ácido ascórbico). En aquél entonces no estaban enterados que existían diminutos compuestos con propiedades vitales para el organismo, que eventualmente serían llamadas vitaminas (dicho nombre tomado de "vital" "amine", en español "amina vital").

Se desconocían las causas tras este padecimiento que, se dice, causaba más bajas en las tripulaciones británicas que las armadas francesas y españolas. Tratando de buscar una cura cerca del año 1747, James Lind, un médico en la marina británica logró el primer gran descubrimiento relacionado a la ciencia de la nutrición, a través del que es considerado el primer estudio controlado en la historia de la medicina y la nutrición [1].

Lind dividió a los marineros en varios grupos y cada grupo recibía un tratamiento distinto, que iban desde dar vinagre hasta dar 2 naranjas y un limón. Lind descubriría que los cítricos prevenían el escorbuto, y eventualmente se aislaría en específico a la previamente mencionada vitamina C como la responsable de este efecto.

Cualquiera pudiera creer que la ciencia de la nutrición siempre ha estado ahí y que a la fecha se conoce todo. Pero han pasado sólo 271 años de este descubrimiento, *padre* de descubrimientos que estarían por venir, descubrimientos relacionados a metabolismo humano, valor nutricional y calórico de los alimentos, calorimetrías (medición de calor) para determinar gasto energético, entre muchos otros que hoy en día se enseñan en las facultades de nutrición.

No siempre se ha sabido lo que contiene la manzana que comiste hace unos días y pudiera ser que haya algo ahí, muy adentro de esa manzana que aún no se ha aislado, pero que siempre ha estado ahí… siendo parte de la manzana.

Dicho ejemplo es algo cotidiano en la ciencia de la nutrición, cuya historia es narrada por Kenneth J. Carpenter acerca de la historia de la nutrición, quien narra el descubrimiento de varios de los micronutrientes y otras sustancias de relevancia en este campo que hoy conocemos ampliamente [2, 3, 4, 5].

Avanzando a tiempos modernos, durante la década de los 90 un grupo de investigadores descubrieron la *leptina*, una hormona cuya principal función consiste en la regulación de la ingesta calórica. En un inicio observaron su gran relevancia en un ratón mutante obeso que carecía de esta hormona, provocando que tuviera una sobre ingesta de alimentos y letargia a comparación de los ratones que si la tenían. Cuando en 1994, investigadores en la Universidad de Rockefeller inyectaron leptina sintética a los ratones obesos, observaron que disminuían de peso, conservando su tejido magro y disminuyendo su tejido graso.

La siguiente fase del estudio se realizaría en humanos, todo parecía indicar que se había encontrado la cura de la obesidad, la Universidad de Rockefeller llevó a cabo audiencias privadas con compañías farmacéuticas para vender este remedio a base de leptina, cerrando un multimillonario trato para los derechos, la obesidad por fin tendría una cura. Si encuentras la cura a una dolencia que cada vez es más frecuente, no tendrás que trabajar un solo día más en tu vida.

Lamentablemente, los resultados de los estudios en humanos no fueron los esperados. La respuesta a la leptina exógena fue errática e ineficaz. Lo que descubrirían fue lo siguiente: casi en su totalidad, los sujetos obesos, tienen niveles ya elevados de leptina (contrario a lo descubierto en ratones). Posiblemente los mecanismos por los que no cumpla su función en la regulación del apetito tienen que ver con alguna falla en los receptores y alguna resistencia a su acción (parecido a la resistencia a la acción de la insulina que se suscita en la diabetes mellitus tipo II) [6].

En pocas y tristes palabras, la leptina no resulto ser el remedio mágico que se pensaba.

La nutrición es compleja y contradictoria. Dime un concepto de la nutrición y por más 'válido' que parezca, habrá una respuesta que la contradiga. Aunque si bien, pocas cosas son propuestas como *'verdades'* dentro de la ciencia de la nutrición, actualmente tenemos un panorama mucho más detallado de cuál dirección es la correcta cuando hablamos de patrones dietéticos saludables.

Dichos patrones son pocos: ingesta regular y abundante de verduras y fibra, adecuada ingesta proteica, eliminación de grasas trans, aumento de ácidos grasos antiinflamatorios, eliminación de productos industrializados y un estilo de alimentación que siga los lineamientos tradicionales de alimentación según el esquema de nuestra herencia genética.

Estos patrones dietéticos son clave y representan los principales puntos en común de distintos protocolos de alimentación que han mostrado beneficios, como lo son la dieta mediterránea, el estilo de alimentación basado en el periodo del paleolítico y la alimentación basada en plantas, todos ellos alineados con lo planteado hace más de 60 años por Weston Price en su gran obra *Nutrition and Physical Degeneration* [7]. Obra que, irónicamente, es muchas veces ignorada por personas dedicadas a la ciencia de la nutrición.

El autor Michael Pollan, en su libro titulado *"In Defense of Food: An eaters manifesto"* habla del *nutricionismo* [8], concepto que indica una corriente de pensamiento en la que se le ha restado el valor a los alimentos como tal, para darle prioridad a los nutrientes.

Y esto es una espada de doble filo. Por un lado, es bueno ver como se aprovechan los descubrimientos recientes de ciencia para poder generar nuevas estrategias que resultan necesarias en este mundo cada vez más cambiante y globalizado. Por el otro lado, centrarnos tanto en nutrientes y no en alimentos puede alterar nuestras dinámicas de alimentación y podemos caer víctimas de la industria alimentaria, la cual usan el nutricionismo muy a su favor para vender más de sus productos cuasi-alimentos de dudosa calidad.

Un ejemplo de esto son las gomitas de ositos de azúcar que ponen la leyenda en el empaque: "sin grasa".

Realmente no están diciendo mentiras, no contienen grasa, pero como el nutricionismo ha orillado a las personas a asociar a las grasas con un nutriente malo, entonces si el producto no tiene grasas, será bueno, dejando a un lado el hecho de que el principal ingrediente del producto sea básicamente azúcar.

Otro ejemplo es la margarina, producto que cuando fue creado, básicamente solo cumplía la función de ser un sustituto barato e inferior de la mantequilla, pero en la década de los 50's, cuando surge la teoría lipídica (la cual menciona que las grasas son las culpables de diversas enfermedades) y se empieza a culpar a las grasas de origen animal de las enfermedades coronarias, la industria encontró la forma de sacarle provecho a su (hasta ese entonces) menospreciado producto.

Quítale los nutrientes que causan daño, como el colesterol y las grasas saturadas y sustitúyelos por nutrientes buenos, como las grasas poliinsaturadas y vitaminas, fue la idea concebida para darle más valor a su producto. Poco sabían que en el proceso transformarían la grasa saturada en grasas trans-saturadas, las cuales indiscutiblemente se han asociado con un mayor riesgo que las grasas saturadas y, básicamente todo el gremio científico coincide en que no deberían ser parte de la dieta humana [9].

Irónicamente, los químicos que en un inicio trataron de crear una mejor alternativa alimentaria para la mantequilla, dieron con la invención de una peor alternativa. Tiempo después reformularían el producto, sería propuesta como la mejor opción nuevamente y la historia se repite. Lo que esté de moda, para bien o para mal, será lo que se modificará en la fórmula de la margarina.

Evidentemente el nutricionismo tiene sus contras, sin embargo, cabe destacar que también tiene sus puntos a favor y nos puede conferir beneficios. Por ejemplo, el adecuado conteo de macronutrientes (proteína, lípidos y carbohidratos) puede significar el poder lograr una modificación en la composición corporal favorable, sobre todo a niveles de mayor exigencia.

Como siempre, el punto medio entre dos posturas totalmente opuestas es usualmente lo más cercano a la realidad: Centrarnos en alimentos es importante, así como poner atención a los nutrientes lo es también.

Durante gran parte de la historia de la humanidad, no se habían necesitado guías o recomendaciones oficiales acerca de qué comer, era algo que simplemente se hacía y al parecer se hacía correctamente.

Ahora las cifras de problemas relacionados a una mala nutrición van en aumento, paradójicamente contrastando con que cada vez hay más descubrimientos referentes a nutrientes y salud. Nos hace preguntarnos qué llevo a qué, ¿El inicio de las recomendaciones llevaron a problemas nutricionales o el inicio de problemas nutricionales llevó a iniciar con recomendaciones?

Para el doctor Jason Fung (autor de *"El código de la obesidad"*), es la primera. Fung dice que las recomendaciones oficiales, que en los Estados Unidos de América iniciaron en 1977 con el documento *"Dietary Goals for the United States"*, llevaron a problemas nutricionales. ¿Por qué?, porque no son basadas en ciencia sólida sino en aspectos más de la mano con cuestiones gubernamentales e intereses económicos.

Uno de los principales puntos en contra acerca de estas guías que cambiaron la forma de alimentarnos, es la declaración que la grasa era la mala y su consumo debía ser disminuido.

Y como habría que llenar las calorías totales de alguna forma, los carbohidratos representarían del 55 al 60 por ciento de las calorías totales de la dieta.

Los estadounidenses hicieron caso, según reportes, de este consejo. Paradójicamente, según las estadísticas del *Center for Diseases Control* de los Estados Unidos, fue en 1977, fecha en la que se emitieron las primeras recomendaciones, también la fecha en que empezó a aumentar súbitamente la incidencia y prevalencia de obesidad en dicho país (tal como se plasma en el documento del CDC: *"Chartbook of Trends in the Health of Americans"*). Esta tendencia se observa también en México y otros países de Latinoamérica según un informe emitido por la Organización Mundial de la Salud [10].

En una revisión sistemática y metaanálisis dirigido por Zoë Harcombe y colaboradores (la cual se traduce como *"La evidencia de ensayos controlados aleatorizados no sustenta la introducción de lineamientos de guías sobre las grasas dietéticas en 1977 y 1983: una revisión sistemática y metaanálisis"*), donde analizan la evidencia existente antes de la fecha de las primeras recomendaciones en Estados Unidos de América y en el Reino Unido respectivamente, concluyen que los gobiernos emitieron sus recomendaciones sin evidencia sólida que las justificara [11].

Si bien puede haber numerosos factores que hayan dado lugar a este aumento en las cifras de sobrepeso y obesidad, hay dos cosas que son claras aquí: los problemas de salud relacionados con alimentación aumentan mientras que los descubrimientos de la ciencia de la nutrición cada vez son más abundantes.

No estoy tratando de establecer ninguna causalidad ni mucho menos, solo hago la observación de dos cosas que están claramente registradas y son observadas, lo cual nos podría indicar que la ciencia de la nutrición enfrenta dilemas.

Han surgido estrategias que no han dado resultado, mientras que hay otras estrategias que se han utilizado desde tiempos muy remotos ("precientíficos") con eficacia y que pudieran ser igual de válidas hoy en día, pero que sin embargo siguen siendo ignoradas.

De igual forma, autores en la ciencia de la nutrición han creado teorías e hipótesis acerca de la obesidad (y, por ende, que tipo de alimentación sería la ideal para la salud), las cuales tienen fundamentos sólidos, evidencia que las justifica y que, sin embargo, se pudieran contradecir casi totalmente una de otra.

Así que, en conclusión, para tratar de resolver la pregunta: ¿Por qué es tan confusa la ciencia de la nutrición?, hay algunos factores que determinarán esa respuesta. Primero que nada, como ya he mencionado antes, es muy joven (sobre todo cuando la comparamos con otras ciencias como la química, por ejemplo), y como tal, está sujeta a constantes cambios.

Otro punto que destacar es que la mayoría del presupuesto que se destina a investigaciones en materia de nutrición va dirigido a estudiar el tratamiento de enfermedades y no a estudiar la óptima nutrición y mucho menos a la nutrición enfocada a modificar la composición corporal, y tiene bastante sentido ya que en cuestión de prioridades a nivel salud pública, sería mejor idea investigar qué tipo de alimentación ayudará a personas con patologías a comparación de investigar qué tipo de alimentación hará que aumente más el tamaño de tus bíceps.

La tercera razón de peso que hace a la nutrición una ciencia confusa viene de la mano con el posible conflicto de intereses (del cual habla Marion Nestle) y ha sido documentado en la literatura científica.

En una revisión sistemática de revisiones sistemáticas dirigida por Maira Bes-Rastrollo, donde analizaron a los que analizaban (espero no esté causando demasiada confusión esto) la relación entre el consumo de bebidas azucaradas y la ganancia de peso, se puede observar claramente la influencia que pueden tener los investigadores debido al potencial conflicto de intereses [12].

Las conclusiones son distintas para el grupo de investigadores que tenía un financiamiento en su investigación por parte de compañías de la industria alimentaria a comparación de las conclusiones de los estudios que no tenían este financiamiento.

Lógicamente los estudios que tuvieron apoyo financiero por estas compañías, en su mayoría concluyeron que no existe una relación entre el consumo de bebidas azucaradas y la ganancia de peso, contrastando enormemente con lo descubierto por los otros estudios que, sin apoyo financiero, llegaron a una conclusión totalmente inversa: que si existe una relación entre el consumo de bebidas azucaradas y ganancias de peso.

Misma pregunta de estudio, diferentes resultados.

¿Qué variaba?: Quién pagaba la investigación.

Todo esto, más el hecho de que se suele sacar al nutriente y su consumo fuera del contexto de la persona, aunado a que la salud y los cambios en la composición corporal no se modifican inmediatamente después de un platillo saludable o uno poco saludable, hacen que las investigaciones en la ciencia de la nutrición tengan sus limitantes y, por ende, generar confusión.

Sin embargo, no estoy diciendo que carezca de sentido la ciencia. Si bien puede generar confusión, la ciencia bien aplicada es algo indispensable para establecer las pautas y estrategias que se puedan llevar a cabo en la nutrición.

Lo que quiero destacar aquí son dos cosas: en primer lugar, comprender de dónde y porqué en la nutrición se suscita tanta confusión a nivel mediático y a nivel académico y, en segundo lugar, tener en cuenta que la malinterpretación de la ciencia puede llegar a tener sus posibles repercusiones, siendo la historia testigo de esto.

Y aquí es donde quiero rescatar una de las peleas más grandes en la historia de la nutrición basada en ciencia, los dos principales enemigos en tiempos modernos: las grasas y los azúcares, y un emblemático personaje en la ciencia: Ancel Keys.

Referencias:

1. Dunn, P. M. (1997). James Lind (1716-94) of Edinburgh and the treatment of scurvy. *Archives of Disease in Childhood-Fetal and Neonatal Edition, 76*(1), F64-F65.

2. Carpenter, K. J. (2003). A short history of nutritional science: Part 1 (1785–1885). *The Journal of nutrition, 133*(3), 638-645.

3. Carpenter, K. J. (2003). A short history of nutritional science: part 2 (1885–1912). *The Journal of nutrition, 133*(4), 975-984.

4. Carpenter, K. J. (2003). A short history of nutritional science: part 3 (1912–1944). *The Journal of nutrition, 133*(10), 3023-3032.

5. Carpenter, K. J. (2003). A short history of nutritional science: part 4 (1945–1985). *The Journal of nutrition, 133*(11), 3331-3342.

6. Caro, J. F., Sinha, M. K., Kolaczynski, J. W., Zhang, P. L., & Considine, R. V. (1996). Leptin: the tale of an obesity gene. *Diabetes, 45*(11), 1455-1463.

7. Price, W. A. (1939). *Nutrition and Physical Degeneration: A Comparison of Primative and Modern Diets and Their Effects*. Paul B. Hoeber, Incorporated.

8. Pollan, M. (2008). *In defense of food: An eater's manifesto*. Penguin.

9. Zock, P. L., & Katan, M. B. (1997). Butter, margarine and serum lipoproteins. *Atherosclerosis, 131*(1), 7-16.

10. Organización Mundial de la Salud (2017, 18 de octubre) Obesidad y Sobrepeso. Obtenido de: http://www.who.int/es/news-room/fact-sheets/detail/obesity-and-overweight

11. Harcombe, Z., Baker, J. S., Cooper, S. M., Davies, B., Sculthorpe, N., DiNicolantonio, J. J., & Grace, F. (2015). Evidence from randomised controlled trials did not support the introduction of dietary fat guidelines in 1977 and 1983: a systematic review and meta-analysis. *Open heart, 2*(1), e000196.

12. Bes-Rastrollo, M., Schulze, M. B., Ruiz-Canela, M., & Martinez-Gonzalez, M. A. (2013). Financial conflicts of interest and reporting bias regarding the association between sugar-sweetened beverages and weight gain: a systematic review of systematic reviews. *PLoS medicine, 10*(12), e1001578.

Grasa o azúcar: ¿Quién es el malo?

Después de haber realizado el ya mencionado *Minnesota Starvation Experiment*, Ancel Keys emprendería un importante proyecto referente a la nutrición y su relación con el estado de salud, en específico con los problemas coronarios. Esto a raíz de su observación de que en los países que habían tenido disminución en el suministro de alimentos debido a la guerra, la tasa de mortalidad por problemas del corazón había disminuido, mientras que en países industrializados había aumentado.

Keys analizaría distintos factores de riesgo en distintas poblaciones alrededor del mundo y se enfocaría principalmente en la ingesta de grasas dietéticas como causa de enfermedades del corazón (en especial las grasas saturadas).

En 1955 presentó su trabajo *"Atherosclerosis: a Problem in Newer Public Health"* [1], en una conferencia de la Organización Mundial de la Salud. Este trabajo contenía una gráfica hecha por él, donde asociaba el consumo total de grasas y muertes por enfermedades degenerativas cardíacas de 6 países distintos: Japón, Italia, Inglaterra, Australia, Canadá y los Estados Unidos de América, esto con datos obtenidos de estadísticas de cada país.

Su gráfica mostraba una asociación perfecta: a mayor consumo de grasas, mayor número de muertes por enfermedades cardíacas, sin embargo, aquí hay dos aspectos fundamentales que destacar:

En primera, suele haber gran confusión entre esta gráfica y lo mostrado en el posterior Estudio de los Siete Países, trabajo que sería publicado numerosos años más tarde y llevaría un extenso y arduo trabajo de campo por parte de numerosas personas involucradas.

Dejando claro esto, pasamos al segundo aspecto a destacar, ya que es de relevancia mencionar que la asociación no indica causalidad. Por ejemplo, puedo decir que las luces viales encendidas que alumbran los caminos por las noches causan un mayor número de choques, ya que en un muy alto porcentaje de los casos en que hay choques en la noche, las luces están encendidas.

Si bien, aquí hay una asociación, esto no demuestra ninguna causalidad. Es obvio que cuando se maneja de noche se necesitan luces viales, así que por lo general vamos a ver estos dos aspectos de la mano. De igual forma, es lógico pensar que, si alguien maneja de noche, es más probable que su visión sea menor (aún y con luces encendidas) o que se esté manejando en un posible estado de cansancio o en estado de ebriedad. No necesariamente las luces son las causantes de los accidentes. Están dentro del mapa, pero no se puede vincular a una causalidad.

Este ejemplo que podría parecer un tanto absurdo, es similar a lo que sucedió con aquél trabajo de Keys, publicado en 1953 y presentado en la OMS en 1955. Su gráfica solo asociaba dos variables, dejando a un lado todo lo demás, aspectos que a los nutriólogos nos gusta denominar contexto, que puede modificar drásticamente la forma en que ciertas ingestas (o falta de) pudieran repercutir en el estado de salud.

Por numerosos motivos, los países con mayor afluencia económica tenían más problemas coronarios que los países que tenían menos recursos económicos.

Y aquí es donde está otro punto controversial con la gráfica de Keys: al presentarla mencionó que solo existían datos de esos 6 países, sin embargo, tal como lo expresaron Yerushalmy y Hilleboe en su artículo de 1957, había 22 países con esa información disponible.

Al incluir todos esos países, la gráfica ya no muestra una asociación perfecta como con los 6 países incluidos originalmente por Keys. Yerushalmy y Hilleboe concluyen en su artículo titulado *"Fat in the Diet and Mortality from*

Heart Disease; a methodologic note" que *"es inmediatamente obvio que la inclusión de todos los países enormemente reduce la aparente asociación"* [2].

Keys se defiende de estas acusaciones mencionando que no incluyó algunos países ya que sus estadísticas no eran fiables debido al impacto negativo que tuvo la Segunda Guerra Mundial en ellos.

Además, en favor de Keys, cabe destacar que su gráfica se publicó en 1953, y la respuesta de Yerushalmy y Hilleboe en 1957, fecha en la que ya había datos disponibles de más países.

Siguiendo con la cronología, eventualmente Keys desarrollaría su trabajo más grande: *"Seven Countries Study"* que si bien, es una controversial obra de investigación, es un enorme estudio epidemiológico que involucró siete países (Estados Unidos, Italia, Finlandia, Grecia, Países Bajos, Japón y la ya desintegrada Yugoslavia) y 12,763 hombres, divididos en 16 cohortes en los cuales se analizaron los hábitos alimentarios, algunos biomarcadores y estilos de vida [3].

El principal objetivo de este estudio de tipo cohorte prospectivo sería buscar factores de riesgo para la enfermedad coronaria, en el cual se llevó a cabo un seguimiento a través de los años de los distintos grupos de hombres y observar quienes adquirían y quienes no alguna enfermedad coronaria.

Dado que no hay algún tipo de intervención por parte de los investigadores, este estudio fue de carácter observacional.

Entre los hallazgos relevantes que vale la pena destacar aquí, puedo mencionar 3: Primero, Keys y colaboradores encontraron que la relación entre la ingesta de grasas saturadas y el incremento en la enfermedad coronaria fue debido a la correlación entre la ingesta de grasas saturadas y mayores niveles de colesterol sanguíneo, que subsecuentemente se identificaría como un factor de riesgo de enfermedad coronaria a partir de ciertos niveles.

El segundo punto importante en los resultados, es que la ingesta de azúcar estuvo correlacionada con la ingesta de grasas saturadas y los grupos cohorte que consumían más grasa saturada, también consumían más azúcar.

Y el tercer punto que quiero destacar aquí es que las cohortes griegas de Creta y Corfu reportaban elevadas ingestas de grasa y baja tasa de mortalidad de enfermedad coronaria, aspecto que volveré a tomar más adelante.

Existe controversia con este trabajo, la más mencionada es que supuestamente Keys y compañía originalmente estudiaron 22 países y sólo se quedaron con 7 para que su relación entre ingesta de grasas saturadas y enfermedad coronaria luciera mejor. Sin embargo, esto se trata simplemente de una confusión de trabajos.

Como mencioné previamente, el primer trabajo de Keys sobre el tema (de 1953) se basó en datos estadísticos nacionales de 6 países siendo que había esos mismos datos disponibles para un total de 22 países, como lo hicieron notar Yerushalmy y Hilleboe. Pero todo este debate entre Keys y estos dos metodólogos se suscitó antes de que salieran a la luz los resultados del estudio de los siete países [4].

Otro punto con el que se ataca este trabajo es el que menciona que Keys y sus colegas dejaron fuera a Francia del estudio ya que interferiría con sus resultados por la llamada "paradoja francesa", mote dado al hecho de que los habitantes de dicho lugar suelen consumir elevadas grasas y tener bajas tasas de enfermedad coronaria. Sin embargo, hay evidencia que confirma que Francia fue invitado a participar, pero los líderes en investigación de dicho lugar simplemente no aceptaron [4].

De igual forma, en esa época no era todavía conocida la llamada "paradoja francesa", ya que ni siquiera había datos para poder establecer ese mote que fue puesto años después.

Independientemente de la controversia, este trabajo de Keys y colegas, con las normales limitaciones de un estudio observacional, sería utilizado posteriormente como la evidencia más sólida para la elaboración de la primera guía dietética en Estados Unidos en el año de 1977, habiendo aún mucho campo para la duda acerca de si la evidencia presentada era lo bastante sólida como para mandar el comunicado oficial de las primeras recomendaciones dietéticas.

Sobre todo, cuando agregamos el hecho de que en esta época también había científicos que mencionaban que los azúcares (y no las grasas) eran los promotores de riesgo en la salud coronaria.

Sin embargo, aún y sin la justificación necesaria que se esperaría para mandar un decreto nutricional, se emitieron las recomendaciones, empezando a convertir a los alimentos en nutrientes y comenzando así con la llamada era del *nutricionismo*.

El mundo de la nutrición en esta época estuvo marcado por la criminalización de las grasas como el enemigo público número uno.   Esto, junto con las guías oficiales que limitaban su consumo, llevó a la sociedad a disminuir su consumo de grasas para evitar principalmente las enfermedades coronarias, lamentablemente la incidencia en este tipo de padecimientos no bajó y, por el contrario, ha ido en aumento.

En un relativamente nuevo artículo de análisis, Frank Hu y colaboradores analizaron y desecharon los argumentos acerca de la relación entre las grasas y la enfermedad coronaria en su artículo titulado *"Types of Dietary Fat and Risk of Coronary Heart Disease: A Critical Review"* (*"Tipos de Grasas Dietéticas y Riesgo de Enfermedad Coronaria: Una Revisión Crítica"*).

En dicho artículo, los autores mencionan que a pesar de que la población estadounidense disminuyó su consumo de grasas, su consumo calórico total no disminuyó, correlacionándose con un incremento en la incidencia de obesidad y diabetes tipo 2, aspecto que volveré a tocar al final de este capítulo [5].

Continuando con la historia y trabajos relevantes de Ancel Keys, en 1975 daría a conocer su libro *"How to Eat Well and Stay Well the Mediterranean Way"* (*"Cómo comer bien y mantenerse bien al estilo mediterráneo"*) con base en los patrones de alimentación que el observó en los lugares donde la población tenía un mejor estado de salud, los países que rodean el mar Mediterráneo (dichos patrones también conocidos como "dieta mediterránea").

La *dieta mediterránea* ha sido analizada y es considerada actualmente un patrón de hábitos (alimentarios y de vida) saludables para llevar a cabo. Pero hay un dato usualmente dejado a un lado aquí referente a uno de los lugares que más representan esta dieta y un óptimo estado de salud: la isla de Creta.

Con una alta expectativa de vida y un estado de salud envidiable, los habitantes de Creta tenían una dieta repleta de vegetales, frutas, pescados frescos, dátiles, nueces y aceite de oliva. Sin embargo, había un importante factor al cual Keys probablemente no le dio la importancia que merecía, tal como lo menciona Geoffrey Cannon en un artículo publicado en *Public Health Nutrition* en el 2004, la cual es la práctica del ayuno.

Por motivos religiosos, los habitantes de la isla de Creta tienen la práctica regular del ayuno como parte importante dentro de sus hábitos, así como una bondadosa actividad física, especialmente en la época en la que fue realizado el Estudio de los Siete Países [6].

Voy a repetirme a mí mismo para dejar claro algo: Ancel Keys, promotor de la dieta mediterránea debido a sus beneficios observados en los que seguían estos patrones de alimentación, se basó principalmente en las observaciones dietéticas de la isla de Creta, dejando a un lado un aspecto importante a considerar, que podría influir en su estado de salud: el hábito de ayunar.

Si bien, cabe destacar que ayunar puede venir de la mano junto con otros hábitos dietéticos que son parte de ese buen estado de nutrición y salud observado en Creta, en el 2004 Katerina O. Sarri y colaboradores decidieron hacer una comparativa entre los habitantes de la isla que practicaban esta práctica religiosa y los que no, encontrando que el perfil nutricional de los practicantes del ayuno era mejor que el de los no practicantes (salvo por la ingesta de Calcio, la cual se encontró disminuida en el grupo de ayunadores) [7].

En conclusión, los ayunadores griegos disminuyeron sus niveles de LDL colesterol y triglicéridos, así como una mejoría en su relación LDL-HDL y su IMC (Índice de Masa Corporal), datos que no se mantuvieron cuando se detuvo la práctica.

Puedo decir que ayunar podría beneficiar directa e indirectamente a través de 4 vías distintas: Primero, la reducción calórica que podría conllevar limitar los periodos de alimentación.

En segunda, y como veremos más adelante, mejorando biomarcadores de salud a través de procesos fisiológicos vinculados a pasar periodos de tiempo sin ingerir alimentos, en tercera, mejorando la sensibilidad a la acción de la insulina y, por último, logrando una mejor conciencia al comer, mejorando la calidad de la alimentación.

Otro aspecto relevante que resaltar aquí, es que el ayuno podría funcionar como el ejercicio, generando adaptaciones positivas ante el estímulo repetitivo y de igual forma, perdiendo esas adaptaciones ante el cese de dicho estímulo.

Finalizando con esta breve reseña de los trabajos de Keys, podríamos decir que el Estudio de los Siete Países es un gran pilar de la ciencia de la nutrición (para bien y para mal) que, si bien está lejos de ser perfecto, es un trabajo sólido que nos muestra una teoría fundamentada en cierto contexto.

Sin embargo, no todo mundo está (ni ha estado) de acuerdo con él ni con su teoría, y es cuando entra uno de sus rivales de la época, un nombre menos conocido, John Yudkin, quien lejos de culpar a las grasas, culparía a los azúcares.

El británico profesor en nutrición John Yudkin, en la década de los 60's postuló que la enfermedad coronaria estaba relacionada a la hiperinsulinemia, que es causada por dietas altas en azúcar.

De manera muy general: nuestro cuerpo tiene una hormona llamada insulina, con una de sus principales funciones siendo la de regular los niveles de glucosa sanguínea (reduciéndola) tras una ingesta dietética de carbohidratos. Un exceso en la ingesta de este nutriente, especialmente en su versión de carbohidratos refinados, conllevaría una resistencia al efecto en la acción de la insulina y esto vendría de la mano con un exceso anormal en la secreción de esta hormona.

Con lo que podríamos decir un antecedente del esquema de alimentación ahora conocido como evolutivo o "paleolítico", Yudkin mencionó: *"Si que importa que tu dieta ahora sea muy distinta a la que ha evolucionado a través de millones de años como la dieta más adecuada para ti, como miembro de la especie Homo Sapiens"* en su libro *"Pure, White and Deadly" ("Pura, Blanca y Letal")* publicado originalmente en 1972 [8].

Para la desdicha de Yudkin, para ese año Ancel Keys era ya una influyente autoridad en el campo de la nutrición y cualquier teoría que contradijera la suya, sería desacreditada totalmente, como fue el caso de Yudkin y sus argumentos en contra del azúcar, sepultándolos en el olvido durante numerosos años.

En aquél entonces, el único problema socialmente aceptado de un consumo elevado de azúcar era el de mayor riesgo a presentar caries dentales.

Podríamos resumir la teoría de Yudkin en algunos argumentos importantes:

El primero, que la actual ingesta de azúcares carece de precedentes en la historia del ser humano. Segundo, la fuerte correlación que él pudo asociar entre consumo de azúcar y enfermedad coronaria en varios países. Tercero, el incremento en paralelo del consumo de azúcar y la mortalidad por enfermedad cardíaca.

Viéndolo de cierta manera, Yudkin hacía lo mismo que Keys, solo que cambió el nombre del enemigo a azúcares, en lugar de grasas.

Este duelo entre grasas y azúcares continúa, los representantes de las teorías ya no son Ancel Keys ni John Yudkin, ahora han tomado la estafeta numerosos autores más, pero la historia es básicamente la misma: culpar a cualquiera de los dos.

La cosa es que tanto Keys como Yudkin compartían la razón, pero aquí surgen dos cosas importantes: En primera (cosa que es muy común en la ciencia de la nutrición), es difícil delimitar la proporcionalidad de hasta qué punto tienen razón ambas teorías.

 En segundo lugar, y que considero más importante, es que tanto Keys como Yudkin, se fueron a culpar a un solo nutriente y no analizar más a fondo patrones más complejos de alimentación. Es importante destacar el hecho de que el impacto en la ingesta de ciertos nutrientes puede variar según el contexto en que son ingresados.

Por ejemplo, los carbohidratos refinados tienen un lugar muy especial en la alimentación de un deportista de actividades de *endurancia* (*endurance*) para lograr un rendimiento óptimo y lograr mejores tiempos. Este es un contexto distinto al de una persona con obesidad, con sedentarismo y resistencia a la insulina. Factores que harían poco inteligente consumir carbohidratos refinados.

Retomando el asunto de las grasas dietéticas, consumir grasas saturadas junto con una alta cantidad de carbohidratos van a causar un problema más allá del que pudiera ocasionar de manera aislada la ingesta exclusiva de grasas saturadas. Tal como lo menciona un artículo del *American Journal of Clinical Nutrition* publicado en el 2010 en el que menciona (cita textual):

"El reemplazo de las grasas saturadas por grasas poliinsaturadas o monoinsaturadas disminuyen tanto el colesterol LDL como el HDL. Sin embargo, su reemplazo por una ingesta más elevada de carbohidratos, particularmente refinados, pueden exacerbar la dislipidemia aterogénica asociada con la resistencia a la insulina y la obesidad, que incluye incremento en triglicéridos y en pequeñas partículas LDL y reducción en colesterol HDL" [9].

De manera práctica, sería mejor idea desayunar un omelette de huevos (completos), que sustituirlos por un plato de cereal con leche (suponiendo un número de calorías similar), desde una perspectiva metabólica.

En el 2011, Remko Kuipers y colaboradores retoman el asunto y complementan lo siguiente (cita textual):

"Los efectos adversos de ingestas elevadas de AGS (Ácidos Grasos Saturados) en el metabolismo lipídico, son particularmente notorios cuando los AGS son combinados con una ingesta elevada de CHO (carbohidratos). Bajo estas condiciones, los AGS dietéticos son preservados, mientras que el excedente de los CHO consumidos es convertido a AGS vía síntesis hepática de ácidos grasos (lipogénesis de novo). ... Ingeridos a la vez, los AGS se acumulan: 1) bajo condiciones eucalóricas en sujetos con peso normal quienes consumen una dieta alta en CHO con alto índice glucémico; y 2) bajo condiciones hipocalóricas en sujetos con síndrome metabólico e hígado graso no alcohólico quienes consumen dietas altas en CHO. Así que los CHO, particularmente aquellos con alto índice glucémico y una resistencia a la insulina preexistente, son factores de confusión en la discusión acerca de la relación entre ECV (Enfermedad Cardiovascular) y AGS dietéticos" [10].

En otras palabras, exceder nuestras necesidades calóricas con un exceso de carbohidratos, detonará la *lipogénesis de novo*, o la conversión de este exceso de carbohidratos en grasa. Pero no solo en condiciones hipercalóricas, sino que también en condiciones de calorías normales (o incluso bajas) con dietas altas en carbohidratos, sobre todo refinados, especialmente si se presenta resistencia a la insulina [11].

Nuestras dietas típicas de la actualidad en general no son altas solamente en carbohidratos (sobre todo refinados) o altas solamente en grasa (sobre todo saturadas y trans saturadas, las que categóricamente son nocivas para el ser humano), son elevadas en ambas y, aspecto también importante a destacar: son más frecuentes de lo que debieran ser, resultando en un exceso calórico.

Finalizando este debate entre grasas contra azúcares, hay puntos importantes que quiero resaltar.

Primero, la nutrición es más que nutrientes, y seguir un esquema de alimentación tradicional (entiéndase como algo alineado más a nuestra historia y herencia genética) será un buen comienzo para mejorar nuestra salud y composición corporal.

En segundo lugar, cabe resaltar que la ciencia de la nutrición no es blanca ni negra. Es un punto entre estas dos, dentro de una escala de grises el punto donde diríamos se encuentra lo más cercano a la verdad. En este caso, blanco siendo "las grasas son las malas" y negro siendo "los carbohidratos son los malos". Para la mayoría de nosotros la verdad estaría en algún punto del medio entre estas dos. El exceso de ambas es lo verdaderamente nocivo.

En tercer lugar, la dieta mediterránea ha sido tomada como sinónimo de alimentación saludable, pero se ha dejado a un lado un hecho importante que es la práctica del ayuno. Actualmente se le da demasiada importancia a comer con frecuencia en sociedades donde no sólo ha dejado de ser importante eso, sino que ya podría resultar perjudicial.

Y vinculado con lo anteriormente expuesto, en cuarto lugar, el principal problema no son las grasas o los azúcares, principalmente es el exceso de ambos y con los patrones de alimentación actuales, no es difícil excederse.

Así que puedo concluir que, para solucionar los problemas actuales vinculados a una mala alimentación, se necesita una estrategia que limite la ingesta calórica, que regule la sensibilidad a la acción de la insulina, que sea simple en su manera de llevar a cabo y que no implique un mayor costo económico a las personas. Dichas acciones, se pueden lograr por medio de un protocolo de alimentación con tiempos restringidos (o ayuno intermitente).

Pero antes de sacar a escrutinio la estrategia olvidada, es importante analizar primero cuáles son las tendencias actuales de investigación en obesidad, y las presentes discusiones de la ciencia de nutrición hoy en día.

Referencias

1. Keys, A. (1953). Atherosclerosis: a problem in newer public health. *Atherosclerosis, 1*, 19.

2. Yerushalmy, J., & Hilleboe, H. E. (1957). Fat in the diet and mortality from heart disease; a methodologic note. *New York State journal of medicine, 57*(14), 2343.

3. Keys, A., Aravanis, C., Blackburn, H. W., Van Buchem, F. S., Buzina, R., Djordjevic, B. D., ... & Lekos, D. (1966). Epidemiological studies related to coronary heart disease: characteristics of men aged 40-59 in seven countries.

4. Pett, K., Kahn, J., & Willett, W. (2017). Ancel Keys and the Seven Countries Study: An Evidence-based Response to Revisionist Histories. In *White paper. Commissioned by The True Health Initiative*

5. Hu, F. B., Manson, J. E., & Willett, W. C. (2001). Types of dietary fat and risk of coronary heart disease: a critical review. *Journal of the American College of Nutrition, 20*(1), 5-19.

6. Cannon, G. (2004). Out of the Christmas box. *Public health nutrition, 7*(8), 987-990.

7. Sarri, K. O., Linardakis, M. K., Bervanaki, F. N., Tzanakis, N. E., & Kafatos, A. G. (2004). Greek Orthodox fasting rituals: a hidden characteristic of the Mediterranean diet of Crete. *British Journal of Nutrition, 92*(2), 277-284.

8. Yudkin, J. (2013). *Pure, White, and Deadly: How Sugar Is Killing Us and What We Can Do to Stop It*. Penguin.

9. Siri-Tarino, P. W., Sun, Q., Hu, F. B., & Krauss, R. M. (2010). Saturated fat, carbohydrate, and cardiovascular disease–. *The American journal of clinical nutrition, 91*(3), 502-509.

10. Kuipers, R. S., De Graaf, D. J., Luxwolda, M. F., Muskiet, M. H. A., Dijck-Brouwer, D. A. J., & Muskiet, F. A. J. (2011). saturated fat, carbohydrates and cardiovascular. *Complex acute medicine: the internist in the lead 353*, 372.

11. Hellerstein, M. K. (1999). De novo lipogenesis in humans: metabolic and regulatory aspects. *European journal of clinical nutrition, 53*(s1), s53

¿Por qué subimos de peso?: Teorías sobre la obesidad y el punto medio

Como lo he hablado en el capítulo pasado, si yo solo me enfocara en estudiar un aspecto en específico de la dieta, dígase un nutriente en concreto (ya sea grasas o azúcares) y dejara a un lado todo el contexto que lo rodea, entonces mis esfuerzos serían poco fructíferos.

Es similar a aquel chiste del borracho que a la luz de la noche está buscando las llaves de su coche debajo de un faro de un estacionamiento, cuando alguien se acerca y le pregunta si en ese lugar es donde las ha perdido, el sujeto responde que no, sin embargo, es donde tiene luz y puede buscar.

Para lograr un mejor análisis que nos diga si la persona está teniendo una *"buena nutrición"* o una *"mala nutrición"*, debemos tomar en cuenta el nutriente dentro del alimento, el alimento dentro de la preparación, la preparación dentro del platillo, el platillo dentro del esquema diario, el esquema diario dentro de los hábitos de la persona, así como las características propias de la persona que lo consume.

Y no solo es cosa de lo que se consume, también es cosa de en qué tiempos se consume y de lo que no se consume. La investigación en nutrición es un trabajo bastante complicado.

Ahora, si bien se pueden identificar pautas generales de una nutrición adecuada, también podemos hacer un análisis de las pautas generales que conllevaría un estado de nutrición inadecuado.

Haré énfasis en lo siguiente: para fines prácticos y siguiendo exclusivamente la línea central de este libro, por nutrición inadecuada me refiero a aquella forma de alimentarse que, junto con el estilo de vida que lo contextualice, produzca un exceso de tejido adiposo que implique un riesgo a la salud y que tenga también como consecuencia una composición corporal desfavorable para la estética corporal y la salud.

Actualmente puedo identificar claramente 3 corrientes del pensamiento referentes a lo que representa una "mala nutrición". Es importante destacar que debemos analizarlas bajo un amplio criterio, la primera de ellas es la teoría del gen ahorrador (que dice que hay un componente genético que ocasiona los problemas), la segunda es el modelo carbohidrato-insulina (la sobre actividad de la hormona insulina ocasiona los problemas) y la tercera es el modelo clásico (todo es según la relación entre las calorías que entran y las calorías que salen), cada una de ellas será analizada más adelante.

La corriente de pensamiento que tiene más relevancia y aceptación hoy en día es esta última que dice que tu peso y reservas corporales están reguladas por el balance entre la energía que consumes de los alimentos y aquella que gastas por estar vivo y moverte, sin embargo, algunas autoridades en el tema no están completamente de acuerdo con esto y consideran que podría haber factores de mayor peso, que vendrán a delimitar las ganancias o pérdidas de peso.

En 1962, Neel propuso que la diabetes mellitus tipo 2 y la obesidad eran resultado de una fuerte base genética, a esto se le denominó la hipótesis del "gen ahorrador", que a partir de entonces y hasta la fecha ha sido citada numerosas veces [1].

Dicha hipótesis considera que podría haber una implicación genética que delimitara una eficiencia mayor para el almacenamiento de energía en forma de grasa corporal, como una adaptación positiva a las épocas de carencia durante el paleolítico (anterior al periodo de la domesticación de plantas y animales, estimado en alrededor de 12,000 años).

Esta predisposición genética es una teoría atractiva, sin embargo, se enfrenta con potenciales aspectos en su contra, los cuales menciona John Speakman en su artículo publicado en el 2008, en el *International Journal of Obesity*.

Primero que nada, esta teoría no explica la exponencial tasa de crecimiento en las cifras de obesidad a partir del siglo XX. De ser válida esta teoría, podríamos estar hablando de niveles más o menos constantes en la incidencia (nuevos casos) y prevalencia (casos existentes) de obesidad en la historia moderna, cosa que no es así ya que en el siglo XX hubo un incremento exponencial que continúa a la fecha.

Speakman argumenta que de ser válida la teoría del gen ahorrador, todos estaríamos obesos actualmente [2]. Y más aún, incluso se han identificado variantes genéticas que funcionan como protectores de la obesidad [3, 4].

Cerca de los últimos 70 años es donde se ha detonado este incremento en la incidencia y prevalencia de dicho exceso de grasa corporal, dando a entender que hay algo más que pudiera detonar este crecimiento anormal, un factor ambiental.

Sin embargo, esto no quiere decir que la genética no tenga ninguna clase de influencia, tal como lo vemos de forma empírica en un día a día (familias obesas) y como científicamente lo desarrolló Stunkard en 1986, en su estudio titulado *"An adoption study of human obesity"* publicado en *The New England Journal of Medicine,* la genética si puede influir [5].

En dicho estudio comparó el peso corporal de niños daneses adoptados, con el peso corporal de sus padres adoptivos y padres biológicos. Hubo una mayor similitud en el peso de los niños con sus padres biológicos, con quienes no vivían ni había ninguna clase de influencia en sus hábitos.

Si bien pudiera existir una influencia genética sobre el riesgo incrementado de acumular grasa corporal, la herencia podría ser sólo un factor, mas no el detonante final. Visto de otra manera, la genética pudiera ser la bala en el cañón y el medio ambiente el gatillo que la detonaría.

Cosa que queda más clara con el ejemplo de los indios Pima, en Arizona, que hasta hace no mucho conservaban un estilo de vida cazador-recolector, lo que quiere decir que tenían un patrón de vida más similar al de los pobladores durante la época del paleolítico.

Una parte de ellos empezó a adoptar un estilo de vida norteamericano, lo que detonó las cifras de obesidad y diabetes mellitus tipo 2 en esta población, contrastando con los que permanecían con un estilo de vida tradicional quienes no presentaban dichas cifras elevadas [6].

Independientemente de los puntos a favor o en contra de esta teoría, debo recalcar lo sumamente complejo que pudiera ser la genética humana y más aún su relación con el peso corporal. Más de 100 genes se han identificado que se relacionan con estos procesos (vinculados a gasto energético, ingesta alimentaria, entre otros), aunado a que su expresión se vincula en su interacción con otros genes y con el medio ambiente.

Sin duda, los aspectos genéticos relacionados a la nutrición es una potencial área que en el futuro nos dará cada vez más información y un panorama más claro, sin embargo, en términos de la fecha en que estoy escribiendo esto, tardará algunos años para ser realmente aplicable.

Continuando con las teorías de la obesidad, otros científicos culpan a otro enemigo: la insulina.

El modelo carbohidrato-insulina (o también llamada por algunos *insulinocéntrica)*, habla de la anormalidad en el metabolismo de esta hormona como el causante del incremento de la grasa corporal y/o el causante de la reducción en su tasa de oxidación.

No descartan el papel del balance energético, sin embargo, lo más importante a destacar de esta teoría es que se considera la sobrealimentación (comer demasiado) como un síntoma de la obesidad y no como su causa. De esta forma, el comer menos calorías sería considerado un tratamiento sólo del síntoma y no de las causas de la obesidad, siendo la causa un desbalance hormonal.

Fisiológicamente hablando, la tasa de oxidación de grasas disminuye ante la presencia de insulina y viceversa. Está bien documentada la relación entre una crónica secreción elevada de insulina (hiperinsulinemia) y la obesidad. De igual forma, la hiperinsulinemia es un problema comúnmente asociado a personas con elevada grasa corporal, especialmente alrededor de la cintura (obesidad denominada *androgénica*).

Siguiendo la teoría insulinocéntrica, la elevación anormal de la insulina provocaría obesidad y no al revés, como lo menciona David Ludwig en un reciente artículo publicado en *el JAMA Internal Medicine* [7].

Siendo que principalmente los carbohidratos elevan esta hormona (mas no únicamente, ya que los aminoácidos también tienen este efecto), su consumo *excesivo* (que para los partidarios de esta teoría, excesivo podría significar algo mucho más reducido de lo que pudiéramos imaginar) pudiera explicar estos procesos anormales del metabolismo que a su vez explicarían el potencial detonante ambiental previamente mencionado (cada vez se registra un mayor consumo de carbohidratos, especialmente aquellos que no vienen acompañados de fibra dietética). Esta teoría es a lo que se refería John Yudkin bastantes años antes.

Experimentos en animales donde se aplica insulina, demuestran que hay una ganancia de peso (grasa) aún y cuando están en una restricción calórica [8] y las dietas que incrementan los niveles de insulina pudieran tener efectos similares a la aplicación externa de insulina.

Fisiológicamente hablando, la teoría tiene sentido. La insulina podría actuar como inhibidor de la oxidación de ácidos grasos y estar constantemente con niveles elevados de esta hormona, podría tener un efecto negativo en la salud y composición corporal.

Sin embargo, no todos están de acuerdo con esto, como lo menciona un artículo publicado por Kevin Hall y colaboradores en respuesta a David Ludwig [9], donde menciona en sus conclusiones (cita textual):

"Creemos que la obesidad es un desorden etiológicamente más heterogéneo que incluye combinaciones de factores genéticos, metabólicos, psicológicos, comportamentales, ambientales, económicos y sociales "

Aunque concluyen que la insulina pudiera tener algo que ver en la patogénesis de la obesidad, descartan que sea el principal actor involucrado, dándole más peso a la teoría *CICO (Calories In Calories Out)* o también conocido como el modelo clásico.

Y aquí es donde entra la tercera propuesta. Algunos científicos y autores (sobre todo en el mundo del *fitness*), proponen que toda ganancia o reducción de peso es resultado del balance energético: el modelo *CICO*.

A muy grandes rasgos, la relación entre la energía (kilocalorías) que nosotros ingerimos (de los alimentos) y la que gastamos, por medio del metabolismo basal y actividad física principalmente, es la que delimitará la ganancia o pérdida de peso, siguiendo la máxima de *"La energía no se crea ni se destruye, sólo se transforma"*.

Si bien, esta ley de la termodinámica es totalmente válida y aplicable al ser humano, cabe destacar que es mucho más compleja que esto ya que el ser humano, un ser biológico que está lejos de la perfección puede tener enorme variabilidad en el sistema de flujo entre las calorías que ingresan y las calorías que salen.

Por ejemplo, mecanismos en la regulación del peso corporal por medio de sensaciones de apetito, saciedad y modificaciones en la actividad física, que pudieran modificar las calorías que entran y las calorías que salen, concepto al que le dedico su propio capítulo en la segunda parte de este libro.

De igual manera, no todas las calorías serán utilizadas igual por todas las personas, siendo ya bien aceptado el hecho de que hay personas más eficientes en la metabolización de energía que otras [10], haciendo difícil la tarea de saber cuántas calorías realmente necesita esa persona. Siendo difícil de explicar por qué hay personas que, con bajas ingestas calóricas, no logran reducir su peso corporal o personas que, con altos niveles de actividad física, tampoco lo logran.

También es importante agregar que el modelo CICO da por hecho que cada una de las variables en la ecuación (calorías que entran y calorías que salen) son independientes, cuando pudieran estar estrechamente relacionadas y ser dependientes una de la otra.

Por ejemplo, al momento de incrementar la actividad física, habrá procesos metabólicos que manden señales que puedan orillar hacia una mayor ingesta calórica. Señales que pudieran ser difíciles de ignorar [11].

Cabe destacar que lo mencionado previamente está sujeto a bastante debate y escrutinio, por ejemplo, hay evidencia que indica que hay personas que infraestiman su ingesta calórica (piensan que comen menos de lo que realmente comen) y de igual forma personas que sobreestiman sus niveles de ejercicio físico que realizan (piensan que gastan más calorías de las que realmente gastan) [12], y si bien el modelo CICO es con el que la mayoría de los autores en nutrición están de acuerdo hoy en día, hay irregularidades que en muchas ocasiones solo son atendidas con la frase *"las calorías que entran y que salen están en desbalance"*, cuando dichos desbalances pudieran estar fuertemente relacionados con irregularidades metabólicas.

Sin embargo, quiero dejar claro el hecho de que el modelo CICO es actualmente la teoría más aceptada para términos de peso corporal y con la que la mayoría de los expertos están de acuerdo y es por una buena razón: al final de cuentas (y vaya que hay muchas cuentas aquí), las calorías que entran y las que salen dictaminarán que sucederá con tu peso corporal, aunque no dictaminarán si subirás músculo o grasa o si bajarás grasa o músculo, cuestiones que también tienen una implicación directa con nuestro perfil hormonal.

En conclusión, cada una de estas principales corrientes de pensamiento en materia de nutrición tiene validez, sin embargo, considero que las tres no están en lo absoluto separadas y que, por el contrario, están estrechamente relacionadas una de la otra.

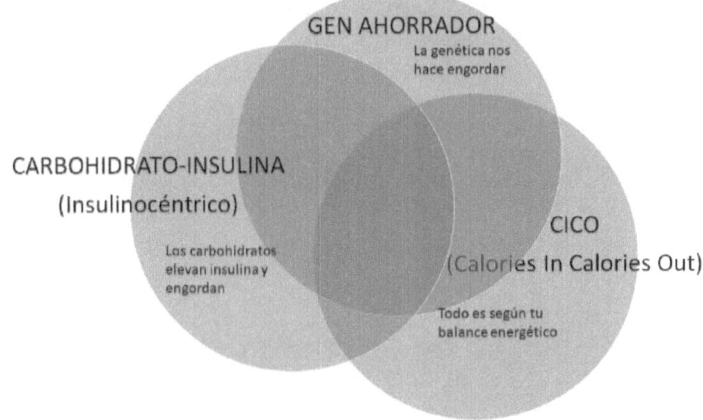

Figura 1. Teorías de la obesidad y el punto medio. Las tres teorías comparten validez y no están separadas unas de las otras.

De igual forma, las tres pudieran ser atacadas a través de estrategias precisas, las cuales tendrían que ver con tratar de regular la ingesta calórica, así como mejorar el perfil hormonal, como lo es, por ejemplo, regular la acción de la insulina, esto debido a la importancia que tiene sobre el metabolismo, así como tratar de mejorar el aprovechamiento de los nutrientes ingeridos.

En otras palabras, si bien es sumamente importante la cantidad de lo que comes (en términos de calorías totales), también lo es la calidad y los tiempos en los que comes y en los que no.

Desde una perspectiva histórica, el ser humano está más familiarizado con pasar al día proporcionalmente más tiempo sin ingerir alimentos que ingiriéndolos, siendo esta elevada frecuencia de alimentación en un día (comer cada 3 horas) algo no tan relacionado a cuestiones fisiológicas sino más bien sociales. Así que, considero importante que parte de la estrategia para fines de salud y composición corporal óptimos, debería ser también regular estos lapsos.

Pero ¿por qué sería importante?, para responder eso, debemos remontarnos a la fisiología.

Referencias

1. Neel, J. V. (1962). Diabetes Mellitus: A "Thrifty" Genotype Rendered Detrimental by "Progress"? *American Journal of Human Genetics, 14*(4), 353–362.

2. Speakman, J. R. (2008). Thrifty genes for obesity, an attractive but flawed idea, and an alternative perspective: the 'drifty gene'hypothesis. *International journal of obesity, 32*(11), 1611.

3. Geller, F., Reichwald, K., Dempfle, A., Illig, T., Vollmert, C., Herpertz, S., ... & Biebermann, H. (2004). Melanocortin-4 receptor gene variant I103 is negatively associated with obesity. *The American Journal of Human Genetics, 74*(3), 572-581.

4. Stutzmann, F., Vatin, V., Cauchi, S., Morandi, A., Jouret, B., Landt, O., ... & Balkau, B. (2007). Non-synonymous polymorphisms in melanocortin-4 receptor protect against obesity: the two facets of a Janus obesity gene. *Human molecular genetics, 16*(15), 1837-1844.

5. Stunkard, A. J., Sørensen, T. I., Hanis, C., Teasdale, T. W., Chakraborty, R., Schull, W. J., & Schulsinger, F. (1986). An adoption study of human obesity. *New England Journal of Medicine, 314*(4), 193-198.

6. Ravussin, E., Valencia, M. E., Esparza, J., Bennett, P. H., & Schulz, L. O. (1994). Effects of a traditional lifestyle on obesity in Pima Indians. *Diabetes Care, 17*(9), 1067-1074.

7. Ludwig, D. S., & Ebbeling, C. B. (2018). The Carbohydrate-Insulin Model of Obesity: Beyond "Calories In, Calories Out". *JAMA internal medicine*.

8. Torbay, N. A. J. I., Bracco, E. F., Geliebter, A., Stewart, I. M., & Hashim, S. A. (1985). Insulin increases body fat despite control of food intake and physical activity. *American*

Journal of Physiology-Regulatory, Integrative and Comparative Physiology, 248(1), R120-R124.

9. Hall, K. D., Guyenet, S. J., & Leibel, R. L. (2018). The Carbohydrate-Insulin Model of Obesity Is Difficult to Reconcile With Current Evidence. *JAMA internal medicine.*

10. Ravussin, E., & Bogardus, C. (1992). A brief overview of human energy metabolism and its relationship to essential obesity.

11. Hall, K. D., & Guo, J. (2017). Obesity energetics: body weight regulation and the effects of diet composition. *Gastroenterology, 152*(7), 1718-1727.

12. Hill, R. J., & Davies, P. S. W. (2001). The validity of self-reported energy intake as determined using the doubly labelled water technique. *British Journal of Nutrition, 85*(4), 415-430.

Parte II: Las bases fisiológicas

"Si alguien desea una buena salud, primero debe preguntarse si está listo para eliminar las razones de su enfermedad. Solo entonces es posible ayudarlo."

Hipócrates

Estado de ayuno y alimentación: El Yin Yang del metabolismo

Manuel Uribe Garza, fue un ciudadano mexicano que sobresalió por haber sido en su momento, la persona más pesada registrada, llegando a alcanzar los 597 kg. Podríamos decir en una simple estimación que cerca del 90 % de ese peso era masa grasa y alrededor de 10 %, masa libre de grasa, lo que incluye hueso, vísceras, piel, masa muscular y fluidos. En su punto más pesado, Uribe Garza habría tenido cerca de 537 kg de masa grasa almacenada, teóricamente hablando de unas 4,833,000 kcal de energía (9 kcal por cada gramo de grasa).

Si bien, este es un caso extremo en él cual hubo una suma de numerosos factores y los casos registrados como el de Manuel son limitados, nos demuestra algo innegable: El cuerpo humano es muy eficiente a la hora de almacenar energía en forma de grasa corporal.

En el capítulo anterior hablé de cómo hay cierta validez en la teoría del "gen ahorrador", pero no quiero crear una confusión aquí. Aclarando: si bien, no todos poseemos esa facilidad para la metabolización eficiente de energía en su conversión a grasa corporal, es un hecho que está ahí para algo esa grasa corporal: la supervivencia durante la carencia.

Fisiológicamente se pueden identificar claramente dos estados metabólicos en el cuerpo humano: el estado de ayuno y el estado alimentado [1]. El problema siendo que hoy en día el exceso de alimentos en las sociedades globalizadas modifica la proporcionalidad de tiempo en que nos encontramos en estos dos principales estados fisiológicos, pasando cada vez menos tiempo en el estado de ayuno (y, por ende, más en el estado alimentado).

Almacenar energía es una parte de la ecuación, y no sólo almacenamos energía en forma de grasa corporal (almacenada como triglicéridos), también almacenamos energía a partir de carbohidratos en forma de glucógeno (tanto en hígado como en músculo esquelético) aunque de forma mucho más limitada (cerca de 100 g en hígado y cerca de 250 g en promedio en el tejido muscular para una persona con una masa muscular promedio), cifras muy lejanas a los potenciales kilogramos de grasa que se pueden almacenar.

También tenemos reservas de proteína en el cuerpo (en una cantidad aproximada de 6 kg en músculo esquelético en total), la cual puede ser convertida a glucosa en el hígado, especialmente la alanina y la glutamina en caso de ser necesario.

Comparativa de distintos combustibles de almacenamiento en el cuerpo humano para un hombre de 68 kg con 22 % de grasa corporal		
Tejido	Peso aproximado	Valor calórico estimado (kcal)
Triglicéridos del tejido adiposo	15 kg	135,000
Proteína muscular	6 kg	24,000
Reservas de *carbohidratos* Glucógeno muscular	225 g	900
Glucógeno hepático	115 g	460
Glucosa en sangre	20 g	80

Tabla 1. Adaptado de: "Textbook of Biochemistry with Clinical Correlations 4th ed." Ed. Thomas M. Devlin. Wiley-Liss, 1997. Ed. Thomas M. Devlin

La otra parte de la ecuación es el uso de esas reservas. Veámoslo de esta manera: cuando tu consumes alimentos estás activando procesos que vienen en relación con el almacenamiento de estos, mientras que cuando estás en ayuno estás activando procesos que se relacionan con el uso de estas reservas.

Así también, gran parte de la explicación de las diferencias entre estas dos modalidades viene de la mano con las hormonas y su actividad (o falta de, tal como lo ha desarrollado George Cahill en sus trabajos referentes al cese de alimentación [2,3].

Retomando los reservorios de nutrientes en el cuerpo, podemos destacar que lo que tenemos en mayor cantidad es energía almacenada en el tejido adiposo (triglicéridos), seguido de las reservas de proteína. Pero el cuerpo le da una prioridad a la conservación de esa proteína, implicando una contribución muy reducida en el aporte energético en el uso de estas reservas, dándole un mayor énfasis a la utilización de glucógeno.

El glucógeno (que podríamos definir como muchas partículas de glucosa unidas) es el reservorio de los carbohidratos de la dieta, tanto en músculo esquelético como en el hígado.

El glucógeno almacenado en las células del tejido músculo esquelético se queda ahí y sólo puede ser utilizado por el propio músculo que lo alberga, a diferencia del glucógeno almacenado en hígado, que puede "enviar de regreso" el glucógeno degradado en glucosa hacia el torrente sanguíneo (debido a la acción de la enzima glucosa-6-fosfatasa).

Dicho de otra manera, el glucógeno que almacenamos en hígado se encarga principalmente de tener un suministro hacia el torrente sanguíneo para mantener los niveles de glucosa sanguínea (glucemia) estables [2].

De igual forma, se ha identificado al glucógeno hepático como una especie de sensor de la ingesta dietética, cuyo nivel de almacenamiento dictaminará si el cuerpo determina si está alimentado o no.

Por ejemplo, tener vacío el reservorio de glucógeno hepático (ya sea por ayuno o por cese de carbohidratos en la ingesta) tendrá como respuesta una serie de reacciones vinculadas a una mayor liberación de ácidos grasos y producción de cetonas como sustrato energético.

En términos generales, tener vacío el reservorio de glucógeno hepático, será considerado estar en un ambiente predominantemente catabólico y tener este reservorio lleno, será considerado estar predominantemente en un ambiente anabólico [4,5].

Las cetonas son otro combustible que puede entregarle energía al cuerpo, las cuáles son compuestos químicos producidos en el hígado a partir de tres compuestos distintos derivados de los ácidos grasos: *acetoacetato, beta-hidroxibutirato* y *acetona*.

En condiciones dietéticas normales (siguiendo un esquema donde los carbohidratos no estén bajos en su aporte) la energía vendrá de una mezcla de carbohidratos, grasas y proteínas (en mucho menor proporción) como combustible y no de las cetonas, ya que el cuerpo no necesita aumentar su producción y utilización en estas condiciones [5,6].

El aumento en dicha producción se da a cabo debido principalmente a un aporte muy bajo de carbohidratos en la dieta, este proceso en el aumento de producción de cetonas es denominado cetosis (no confundir con cetoacidósis, más adelante hago la distinción) y es un proceso adaptativo totalmente normal con varios fines, entre los que puedo destacar el otorgar combustible al cerebro para su funcionamiento y el de evitar la gluconeogénesis (creación de glucosa a partir de compuestos ajenos a los carbohidratos, como el aminoácido alanina, por ejemplo) que podría implicar una pérdida de masa muscular.

Por lo tanto, la cetosis es un mecanismo que ayuda a la preservación de masa muscular [6].

Ahora bien, cabe destacar el hecho de que se menciona que el cerebro necesita glucosa (alrededor de 100 g al día) para funcionar. Pero eso no quiere decir que necesitemos obligatoriamente una ingesta de 100 g de glucosa al día. En las etapas iniciales de un ayuno prolongado (o de la cetosis), el proceso de gluconeogénesis dará este aporte y eventualmente, conforme la adaptación se lleva a cabo y aumenta la producción de cetonas, éstas otorgarán la mayor parte del combustible al cerebro [7].

Para fines de salud y estética corporal, uno de los objetivos es poder llegar de forma efectiva al uso de ácidos grasos como principal sustrato energético y hay dos maneras de estimular al cuerpo para lograr esto: por medio de la cetosis (que se puede lograr siguiendo una dieta muy baja en carbohidratos) o por medio del ayuno (pasar prolongados lapsos de tiempo sin ingerir alimentos).

Así que, en términos metabólicos, el ayuno y la cetosis son muy similares ya que ambos pueden conseguir tener bajas las reservas de glucógeno hepático y por ende iniciar esta cascada de procesos [6].

Vinculados a estos dos estados fisiológicos (ayuno y alimentado), podemos también vincular algunos principales procesos hormonales que se llevan a cabo, especialmente: insulina y glucagón [3].

La insulina es una hormona polipeptídica que es producida y secretada por el páncreas, principalmente como respuesta ante el incremento de la glucosa sanguínea, con el fin de poder almacenar esa glucosa como glucógeno en músculo esquelético y en el hígado. De igual forma la insulina tiene una implicación en la lipogénesis (síntesis de ácidos grasos), en el almacenamiento en las reservas corporales de grasa y en la síntesis proteica [8].

Dado que una de las principales funciones de la insulina es la de normalizar los niveles de glucosa sanguínea, será secretada en mayor cantidad tras tener una elevación de glucosa sanguínea que se suscita cuando nosotros tenemos un aporte alimentario, principalmente de carbohidratos. Las proteínas también pueden tener cierta respuesta en la insulina y las grasas tienen el menor poder de respuesta por parte de la insulina.

Niveles bajos de insulina circulante, están vinculados a la disminución en el uso de glucosa y una mayor lipólisis (movilización de grasas) que a su vez conllevará a un mayor uso de ácidos grasos como sustrato energético en el cuerpo. Dicho proceso se podría considerar como una adaptación ante el ayuno y las dietas muy bajas en carbohidratos.

La Diabetes Mellitus tipo I es una enfermedad que resulta de la inhabilidad del páncreas para secretar insulina, lo cual hace que los que la padezcan necesariamente tengan que aplicarse insulina exógena, a este trastorno también se le conoce como Diabetes Insulinodependiente.

Anteriormente hablé de la cetosis (incremento en la producción de cetonas debido a un incremento en el uso de ácidos grasos como energía) la cual no hay que confundir con cetoacidosis diabética, la cual es un incremento considerablemente mayor en la producción de cetonas que empiezan a acumularse en gran cantidad causando una disminución en el pH sanguíneo, pudiendo causar la muerte [9]. Esto es debido a la inhabilidad de secretar insulina, por lo tanto, la cetoacidosis sólo ocurre en casos excepcionalmente peculiares (como lo es en diabetes tipo I, o en casos como la cetoacidosis inducida por consumo excesivo de alcohol).

Ahora bien, así como los niveles de glucosa pueden aumentar tras la ingesta alimentaria, también pueden disminuir, ya sea debido al ejercicio físico o con la restricción de carbohidratos (por un ayuno o por una dieta de muy bajo aporte de estos). Esto ocasionará que otra hormona cobre protagonismo, con acciones opuestas a la de la insulina, me refiero al glucagón.

Si bien, la insulina podría ser definida como una hormona principalmente de almacenamiento, el glucagón podría ser definido como una hormona principalmente de degradación, cuya tarea principal es la de normalizar los niveles de glucosa sanguínea cuando están bajos, implicándose en la degradación del glucógeno hepático y mandar glucosa hacia torrente sanguíneo.

También, el glucagón se encargará de la degradación de triglicéridos en los compuestos que lo forman: 3 ácidos grasos y 1 glicerol, enviándolos hacia el torrente sanguíneo (proceso también llamado lipólisis). Y de igual manera, puede degradar las proteínas en aminoácidos para ser usados en producir glucosa.

Como regla general (debido a su natural acción antagonista), si la insulina está el elevada, el glucagón estará disminuido y viceversa. Así que podemos apodar a la insulina como una hormona anabólica (que favorece el crecimiento) y al glucagón como una hormona catabólica (que favorece la degradación).

Transición del estado alimentado al estado de ayuno

Ahora bien, de manera general se pueden distinguir 4 fases en un ayuno, pero antes de pasar a ellas, vale la pena resaltar que estas fases será la transición desde el estado alimentado hasta el estado total de adaptación tras un ayuno prolongado, donde la proporcionalidad de actividades predominantes irá modificándose transitoriamente, en otras palabras, se trata de un continuo y no de un switch "prendido – apagado".

La primera fase es cuando estás recién alimentado, el tiempo que va desde haber terminado una comida hasta alrededor de 3 horas después. Esta es la fase en la que predominarán los procesos vinculados al almacenamiento de reservas y predominio en la acción de la insulina.

En segundo lugar, viene la fase post-absorción, la cual va a partir de las 3 horas después de la última comida ingerida hasta alrededor de 12 a 18 horas después. En esta etapa del ayuno, ya empieza a haber un predominio en la utilización de los combustibles almacenados, principalmente por parte del glucógeno hepático que proveerá al torrente sanguíneo de glucosa, que eventualmente proveerá a otros tejidos de combustible. De igual forma la actividad del glucagón empieza a tomar predominio.

Si bien, la actividad física puede ser un importante factor que tomar en cuenta, la reserva de glucógeno hepática puede tardar en promedio alrededor de 12 a 18 horas en agotarse.

De igual forma, si las demandas lo solicitan, empezará a haber más actividad gluconeogénica por parte de compuestos como lactato (un compuesto producto de la glucólisis anaeróbica), la alanina (aminoácido tomado del tejido muscular) y el glicerol (que recordemos que este viene de la degradación de los triglicéridos).

Continuando con el cese de alimentación, en tercer lugar, viene la fase de ayuno que abarca a partir de las 18 horas a cerca de 2 días. Aquí la gluconeogénesis toma mucha más relevancia (debido al agotamiento del glucógeno hepático), principalmente a partir de la degradación de tejido muscular, esto en lo que la cetosis toma protagonismo, eventualmente disminuyendo dicha degradación muscular.

Por último, la cuarta fase del ayuno es una adaptación total a la no ingesta calórica que dura a partir de 2 días hasta numerosas semanas. Con la finalidad de ahorrar proteína muscular, se incrementa la producción de cetonas (a partir de ácidos grasos) por parte del hígado las cuales pueden otorgarle combustible al cerebro, corazón y músculo esquelético tras esta debida adaptación, lo cual disminuirá las necesidades de glucosa y, por ende, disminuir el proceso de gluconeogénesis. Cuando las reservas corporales de grasa terminen, empezará la degradación de proteínas corporales esenciales lo cual conllevará fallos en las funciones corporales y por último la muerte.

Cabe destacar que esto usualmente puede ser producto de numerosas semanas (o incluso meses) de total cese en la ingesta calórica y estos ayunos tan prolongados están desaconsejados para la gran mayoría de nosotros. Si bien, en ciertos protocolos se han utilizado efectivamente ayunos muy prolongados, esto se sale totalmente de la línea de este libro, considerando que ayunos más frecuentes y de menor duración cada uno, será el punto óptimo.

Alimentado			Ayuno
Fase 1 (0 a 3 horas después de la última ingesta)	Fase 2 (3 a 16-18 horas después de la última ingesta)	Fase 3 (18 horas a cerca de dos días después de la última ingesta)	Fase 4 (Días/semanas después de la última ingesta)

Figura 2. Transición del estado alimentado al estado de ayuno. La duración puede variar.

Ahora bien, también se puede destacar el hecho que conforme te adentres más a las etapas 3 y 4 es cuando mayor cantidad de ácidos grasos estarás utilizando para darle combustible a tu día a día haciendo las tareas que comúnmente haces, sin embargo, en la etapa 3 también es cuanto mayor uso de reservas proteicas de tu cuerpo se pudieran utilizar, por lo que, para fines de óptima composición corporal, recomendaría que:

Primero, dar una duración al ayuno de entre 12 a 18 horas máximo y la siguiente recomendación podría ser la de combinar el ayuno con una dieta muy baja en carbohidratos, para que siga ésta elevada utilización de ácidos grasos como energía y a la vez otorgar la proteína dietética necesaria para evitar una utilización de nuestras reservas.

Vinculado a este mayor uso de ácidos grasos como sustrato energético, se vincula el concepto de *"flexibilidad metabólica"*, término acuñado a lograr esta adaptación positivamente entre el cambio de uso mayoritario de glucosa a uso mayoritario de ácidos grasos como combustible corporal. Este concepto se tratará en el siguiente capítulo.

Otro aspecto importante que considerar en el estado de ayuno es el predominio que cobrará la hormona adrenalina, vinculada fuertemente al sistema nervioso simpático y las respuestas denominadas de "lucha o huida" que se encargan de promover cambios fisiológicos en el cuerpo para conllevar la degradación de combustibles para la óptima respuesta de actividad física, como lo es la lipólisis [10].

Otro punto vinculado a esto es que se dice que el ayunar (o dejar de comer unas cuantas horas) ralentizará tu metabolismo, pero contrario a eso, se ha observado que en las primeras horas de un ayuno el metabolismo no solamente no desciende si no que se incrementa [11], a consecuencia de los niveles aumentados de catecolaminas (adrenalina y noradrenalina).

Este incremento en la actividad del sistema nervioso simpático y de las catecolaminas tras las primeras horas de no ingesta alimentaria, en mi opinión tiene sentido ya que la búsqueda de alimento es una prioridad para el ser humano y estamos tan biológicamente adaptados a pasar periodos largos de tiempo sin alimentarnos que es cuando más actividad y movimiento podríamos tener.

Viéndolo de otra manera, cuando estás sin alimentarte probablemente estés en un estado de mayor alerta (y un gasto calórico más elevado) y actividad, a diferencia de cuando justo acabas de comer, en donde muchas veces la sensación es de mayor relajación e incluso somnolencia.

En otras palabras, ayunar por periodos cortos de tiempo conlleva cambios fisiológicos del metabolismo que predispondrán al cuerpo a un mayor consumo energético.

De la misma manera, el metabolismo no aumentará si comes frecuentemente en el día. Dando por hecho que la cantidad de calorías que consumas sea la misma, no importa si las consumes en 2 comidas o en 6 comidas [12].

Esta creencia es una malinterpretación del llamado efecto térmico de los alimentos, que es la energía utilizada para los procesos de digestión. Dicha creencia merece un apartado especial en el capítulo que habla acerca de los mitos referentes al ayuno.

Sin embargo, cabe destacar que cualquier déficit energético, conllevado a largo plazo, pudiera suscitar mecanismos adaptativos entre los que se podría encontrar una disminución del metabolismo basal, independientemente del método que se utilice, tal como se explicará en un capítulo posterior [13].

También merece la pena hablar de otra hormona importante para fines de composición corporal, me refiero a la hormona del crecimiento, la cual se ha observado que aumenta su secreción hasta 5 veces más tras 2 días de ayuno, con un rol que en este contexto se ha vinculado con el mantenimiento de masa muscular, pero su principal efecto viene más de la mano con la lipólisis [14, 15, 16].

Ayuno y masa muscular

Y aquí también cabe destacar algunos puntos importantes acerca del metabolismo proteico y su implicación directa en la masa muscular.

Las proteínas en nuestro cuerpo están en un constante estado de síntesis y degradación simultáneamente, concepto que es conocido como *"turnover"* proteico, proceso necesario para poder sustituir proteínas dañadas con proteínas nuevas que las reemplacen. Si al final la síntesis resulta ser mayor que la degradación (balance proteico positivo), dará lugar a un incremento neto en la cantidad total de proteína en la fibra muscular y esto conllevaría a una hipertrofia de las células musculares y una ganancia de masa muscular [17].

Por el contrario, si la degradación es mayor que la síntesis (balance proteico negativo), daría lugar a una pérdida del contenido proteico en la fibra muscular y atrofia, todo esto en lapsos que podríamos considerar de 24 horas [18], con lo que parece ser que, si cumples con tus requerimientos proteicos en el día, se terminaría con un balance proteico positivo, especial atención al detalle que con un entrenamiento (sobre todo de fuerza o resistido, como levantar pesos), los requerimientos proteicos aumentarán para conseguir la retención de masa muscular durante la reducción de peso [19]. Para dicho efecto se ha estimado un mínimo de 1.5 g/kg de peso corporal en el aporte de proteína.

Ahora bien, el entrenamiento de fuerza (o resistido, como levantar pesas) conlleva una activación de cascada de procesos que incrementan la síntesis proteica en los músculos, activación que puede durar hasta 48 horas después del estímulo [20].

Con respecto a las ingestas nutricionales (de proteínas y carbohidratos) después del ejercicio y las positivas respuestas celulares en la señalización para la hipertrofia, la mayoría de los estudios se han realizado tras un estado de ayuno nocturno en los participantes.

Cabe destacar el estudio de Deldicque y colaboradores [21], en el que hizo una comparativa entre las respuestas celulares de señalización de hipertrofia después de entrenar ya sea tras una ingesta dietética o en un estado de ayuno. Ambos protocolos se llevaron a cabo por los mismos participantes, con un periodo de 3 semanas entre una intervención y la otra.

Después del entrenamiento se tomaron biopsias y pruebas de sangre, tanto 1 hora después como a las 4 horas. A los participantes se les dio una bebida con carbohidratos y proteína durante el periodo de recuperación.

Dentro de los resultados, se observó que cuando se entrenó tras el periodo de ayuno, en la primera hora posterior hubo el doble de actividad de p70s6k (la cual es una enzima fuertemente vinculada a los procesos de señalización de hipertrofia, así como activación de la vía mTOR), lo que se podría traducir como una mejor respuesta anabólica.

Tal como lo mencionan las conclusiones de los autores, mencionando que las respuestas de señalización intramiocelulares (dentro de las células musculares) se pudieran dar de manera más fácil tras una ingesta de carbohidratos y proteína después del entrenamiento de fuerza en estado de ayuno.

Ahora bien, esto no necesariamente significa que es mejor entrenar en ayuno que en el estado alimentado, simplemente es una evidencia que muestra que, en primera, podría no ser tan malo como creímos entrenar tras un ayuno y, en segundo plano, que probablemente tenga también sus beneficios realizar nuestra actividad física con reservas subóptimas.

Sin embargo, si se desea entrenar en el estado de ayuno, haría la recomendación de tener una ingesta previa de BCAA's (*"Branched Chain Aminoacids"* ó "Aminoácidos Ramificados en Cadena") o de una proteína de suero de leche. Esto debido a dos motivos.

En primer lugar, esta ingesta nos hará conllevar sin problemas el catabolismo proteico aumentado durante el entrenamiento, y, en segundo lugar, existe evidencia que el aporte de BCAA's en un estado de ayuno en el preentrenamiento, también aumentan la actividad del p70s6k [22], propiciando un potencial ambiente de mejoría en la respuesta anabólica, con la ingesta post entrenamiento.

Si bien, en la mayoría de los casos la suplementación con dichos aminoácidos resulta innecesaria, este es uno de los contextos en los que pudiera tener un beneficio, y aún así, se puede sustituir el aporte de BCAA's aislados por los de una toma de proteína de suero de leche, la cual ya los incluye.

En resumen

En primer lugar, podemos distinguir dos estados fisiológicos del cuerpo humano según el aporte de alimentos: el estado alimentado o el estado no-alimentado, cada uno con sus propios procesos fisiológicos y cascadas de señalizaciones moleculares que serán analizadas más a profundidad en el próximo capítulo.

En segundo lugar, mantener niveles bajos o altos de insulina tiene una relevancia metabólica a la hora de estar en un ambiente a largo plazo predominantemente catabólico o anabólico respectivamente y dichos niveles de insulina vendrán determinados por la ingesta alimentaria (en especial carbohidratos y proteínas).

En tercer lugar, y remontándonos al ejemplo con el que comencé este libro, debido a la dieta y patrones alimentarios que llevaba a cabo el grupo de hombres voluntarios del experimento de Minnesota, podemos afirmar que fisiológicamente no estaban teniendo las mismas respuestas que alguien que deje de comer completamente (como el caso de Angus Barbieri) ya que, si bien en déficit calórico pero ingresando constantemente carbohidratos, mantendrían su glucógeno hepático lleno, evitando una producción más elevada de cetonas y su efecto protector en la masa muscular.

Podemos suponer que, con una dieta con las mismas calorías, pero muy baja en carbohidratos, la producción de cetonas hubiera aumentado considerablemente pudiendo tener un resultado distinto al original.

Sin embargo, cabe destacar que el objetivo de dicho estudio no era el de preservar su masa muscular en aquellos hombres, si no el de simular las condiciones de desabasto alimentario que tuvieron algunos países a consecuencia de la segunda guerra mundial para ver sus efectos y principalmente, estudiar protocolos de realimentación. Por lo que las intervenciones no fueron encaminadas al objetivo de preservar masa muscular.

En cuarto lugar, de manera muy general, el entrenamiento de fuerza realizado en un estado de ayuno no tendría por qué conllevar una reducción de masa muscular (o catabolismo, si lo queremos llamar así), sin embargo, tampoco sería necesario realizarlo así, pudiendo haber protocolos de ayuno intermitente tanto si se desea entrenar en ayuno, como si se desea entrenar en el estado alimentado. Dichos protocolos serán desarrollados en la última parte de este libro.

Y, por último, como ya mencioné antes, el balance energético será clave en delimitar que sucede con el peso corporal total, mientras que la distribución adecuada de macronutrientes y manejar el *"timing"* adecuado en su ingesta, podrían marcar las diferencias entre si aumentar masa muscular o grasa y disminuir grasa o masa muscular.

Entonces, quedando un poco más claro que sucede en el cuerpo humano ante el cese de alimentación durante ciertos periodos de tiempo, no cabe más que preguntarse: ¿eso es bueno?, y en caso de que si, ¿por qué y hasta qué punto?

Y para resolver esas incógnitas, debemos pasar a un concepto con el que en la sociedad actual no estamos tan familiarizados: la hormesis.

Referencias:

1. Gropper, S. S., & Smith, J. L. (2012). *Advanced nutrition and human metabolism*. Cengage Learning.

2. Cahill Jr, G. F. (1970). Starvation in man. *New England Journal of Medicine, 282*(12), 668-675.

3. Cahill, G. F., Herrera, M. G., Morgan, A., Soeldner, J. S., Steinke, J., Levy, P. L., ... & Kipnis, D. M. (1966). Hormone-fuel interrelationships during fasting. *The Journal of clinical investigation, 45*(11), 1751-1769.

4. Devlin, T. M. (Ed.). (2006). Textbook of biochemistry: with clinical correlations.

5. Foster, D. W. (1984). From glycogen to ketones—and back. *Diabetes, 33*(12), 1188-1199.

6. Westman, E. C., Mavropoulos, J., Yancy, W. S., & Volek, J. S. (2003). A review of low-carbohydrate ketogenic diets. *Current atherosclerosis reports, 5*(6), 476-483.

7. Owen, O. E., Morgan, A. P., Kemp, H. G., Sullivan, J. M., Herrera, M. G., & Cahill, G. J. (1967). Brain metabolism during fasting. *The Journal of clinical investigation, 46*(10), 1589-1595.

8. Cahill, G. F. (1971). Physiology of insulin in man: the Banting Memorial Lecture 1971. *Diabetes, 20*(12), 785-799.

9. Porte, D., & Sherwin, R. S. (1997). *Ellenberg and Rifkin's diabetes mellitus*. Stamford, CT: Appleton & Lange.

10. Jensen, M. D., Haymond, M. W., Gerich, J. E., Cryer, P. E., & Miles, J. M. (1987). Lipolysis during fasting. Decreased suppression by insulin and increased stimulation by epinephrine. *The Journal of clinical investigation, 79*(1), 207-213.

11. Zauner, C., Schneeweiss, B., Kranz, A., Madl, C., Ratheiser, K., Kramer, L., ... & Lenz, K. (2000). Resting energy expenditure in short-term starvation is increased as a result of an increase in serum norepinephrine. *The American journal of clinical nutrition, 71*(6), 1511-1515.

12. Bellisle, F., McDevitt, R., & Prentice, A. M. (1997). Meal frequency and energy balance. *British Journal of Nutrition, 77*(S1), S57-S70.

13. 2. Schwartz, M. W., Woods, S. C., Seeley, R. J., Barsh, G. S., Baskin, D. G., & Leibel, R. L. (2003). Is the energy homeostasis system inherently biased toward weight gain?. *Diabetes, 52*(2), 232-238

14. Hartman, M. L., Veldhuis, J. D., Johnson, M. L., Lee, M. M., Alberti, K. G., Samojlik, E., & Thorner, M. O. (1992). Augmented growth hormone (GH) secretory burst frequency and amplitude mediate enhanced GH secretion during a two-day fast in normal men. *The Journal of Clinical Endocrinology & Metabolism, 74*(4), 757-765.

15. MERIMEE, T. J., & FINEBERG, S. E. (1974). Growth hormone secretion in starvation: a reassessment. *The Journal of Clinical Endocrinology & Metabolism, 39*(2), 385-386.

16. Nørrelund, H., Nair, K. S., Jørgensen, J. O. L., Christiansen, J. S., & Møller, N. (2001). The protein-retaining effects of growth hormone during fasting involve inhibition of muscle-protein breakdown. *Diabetes, 50*(1), 96-104.

17. Wagenmakers, A. J. (1999). Tracers to investigate protein and amino acid metabolism in human subjects. *Proceedings of the Nutrition Society, 58*(4), 987-1000.

18. Wagenmakers, A. J. (1998). Protein and amino acid metabolism in human muscle. In *Skeletal muscle metabolism in exercise and diabetes* (pp. 307-319). Springer, Boston, MA.

19. Layman, D. K. (2004). Protein quantity and quality at levels above the RDA improves adult weight loss. *Journal of the American College of Nutrition, 23*(sup6), 631S-636S.

20. Miller, B. F., Olesen, J. L., Hansen, M., Døssing, S., Crameri, R. M., Welling, R. J., ... & Smith, K. (2005). Coordinated collagen and muscle protein synthesis in human patella tendon and quadriceps muscle after exercise. *The Journal of physiology, 567*(3), 1021-1033.

21. Deldicque, L., De Bock, K., Maris, M., Ramaekers, M., Nielens, H., Francaux, M., & Hespel, P. (2010). Increased p70s6k phosphorylation during intake of a protein–carbohydrate drink following resistance exercise in the fasted state. *European journal of applied physiology, 108*(4), 791-800.

22. Karlsson, H. K., Nilsson, P. A., Nilsson, J., Chibalin, A. V., Zierath, J. R., & Blomstrand, E. (2004). Branched-chain amino acids increase p70S6k phosphorylation in human skeletal muscle after resistance exercise. *American Journal of Physiology-Endocrinology and Metabolism, 287*(1), E1-E7.

Hormesis, flexibilidad metabólica y más allá de la composición corporal

Conocemos bien el concepto de homeostasis, que el diccionario lo define como el "conjunto de fenómenos de autorregulación, conducentes al mantenimiento de una relativa constancia en la composición y las propiedades del medio interno de un organismo", pero no tan conocido es el término de *hormesis*.

Homeostasis es el equilibrio, hormesis va más hacia el rompimiento de ese equilibrio, pero ¿con qué fin?

Mark Mattson, jefe de laboratorio del Instituto Nacional del Envejecimiento quien ha pasado gran parte de su carrera profesional investigando el ayuno, menciona que la hormesis no es otra cosa más que los procesos adaptativos compensatorios que se suscitan en un organismo tras el rompimiento de la homeostasis [1]. Exponerse en pequeñas dosis a factores químicos o ambientales (como el ejercicio físico o el cese en el aporte calórico) que en grandes dosis podrían ocasionar un daño o la muerte, generaran adaptaciones positivas.

Veámoslo así, sabemos que el ejercicio físico es generalmente positivo y que conlleva beneficios ya bien descritos en la literatura científica, sin embargo, también conocemos bien el sobre-entrenamiento, que lejos de generar un beneficio a la salud, podría empeorarla. La diferencia entre el veneno y el antídoto se encuentra en la dosis y pasa lo mismo con el efecto estresor que provocarían los periodos de ayuno.

Cabe hacer la mención aquí que la palabra "estrés" usualmente es tachada como negativa. Si bien, el estrés fisiológico y/o psicológico de manera crónica puede implicar deterioro en la salud, las cantidades de estrés adecuadas y bien canalizadas serán las que producirán esta respuesta *hormética*, tal como el ejemplo previo del ejercicio físico. Queda claro que el ayuno intermitente es un agente estresor con capacidades horméticas. Pero ¿esto representaría algún beneficio?

Benjamin Horne se dio a la tarea de responder a esta pregunta en su artículo publicado en el 2015 titulado: *"Health effects of intermittent fasting: hormesis or harm? A systematic review"* [2] en el cual, analizando la evidencia disponible con respecto al ayuno intermitente bajo rigurosos criterios, concluye lo siguiente (cita textual):

"En conclusión, si el ayuno pudiera causar mejorías en la salud metabólica, desempeño cognitivo y pronósticos cardiovasculares en el largo plazo; se mantienen las preguntas acerca de cuánto ayuno sería realmente benéfico y donde pudiera residir el umbral (por ejemplo, el balance entre un beneficio a largo plazo de ayunar y el daño de una ingesta calórica insuficiente). ... Finalmente, en deferencia hacia el enfoque actual de un sistema de salud de bajo costo, ayunar no tiene costos financieros directos y representa ahorros en gastos de alimentos. En resumen, el ayuno intermitente podría mejorar la salud; sin embargo, investigación clínica substancial es necesaria antes de advocar su uso para fines de salud".

No cabe ninguna duda que un agente estresor pudiera convertirse en un daño en lugar de un beneficio si la dosis (en este caso, la cantidad de tiempo sin ingerir alimentos y un bajo aporte de nutrientes de manera crónica) es elevada. Sin embargo, cabe hacer la aclaración que ayunar de manera intermitente, no quiere decir desnutrirse (en referencia a los nutrientes como tal) ya que lo que se busca es nivelar correctamente los estados fisiológicos de alimentado y no-alimentado.

Puede que haya disminución en la ingesta calórica (que, en la mayoría de los casos, según estadísticas, es una intervención nutricional necesaria) y, por ende, reducción de peso. Sin embargo, no necesariamente tiene que darse esta reducción calórica al realizar un protocolo de ayuno. Es muy probable que pase, pero no es ley.

De igual forma, aún y con disminución calórica, al tener una elección inteligente de alimentos (siguiendo los consejos básicos que comentaba al inicio del libro), podríamos descartar posibles deficiencias de micronutrientes.

Para fines de composición corporal, el ayuno intermitente sería una válida estrategia para optimizar la proporcionalidad de grasa y músculo que hay en nuestro cuerpo.

Mattson propone en su artículo titulado *"Challenging Oneself Intermittently to Improve Health"* que al pasar tiempos sin ingesta calórica (al igual que la exposición a toxinas biológicas en los alimentos y la condición física aeróbica), las células entrarán en un ligero estrés que eventualmente conllevará una adaptación positiva.

Mattson se remonta a la época del paleolítico la cual "formó" a nuestros antepasados homínidos a través de retos que le imponía la naturaleza, los cuales, al ser conllevados exitosamente lograrían mejorías en sus capacidades a través de mecanismos celulares y moleculares [3].

La restricción calórica generada por ayuno puede producir efectos horméticos interesantes, como es el caso de esta llamada *"flexibilidad metabólica"* que se refiere a modificar el uso preferente de combustibles en el cuerpo, de uno dominante de glucosa a uno dominante en el uso de ácidos grasos [4]. Este proceso también se vincula con la denominada biogénesis mitocondrial, que implica una mayor y mejor actividad de estos orgánulos denominados mitocondrias, los cuales son el principal productor de energía de la célula implicándose fuertemente en los procesos de respiración celular, bajo toda lógica vitales para la vida y de suma relevancia en la salud y el rendimiento físico.

Como ya he hablado en el capítulo anterior, la lipólisis es mayor cuando las reservas de glucógeno hepático se han agotado, esto generará una mayor producción de cuerpos cetónicos y a la par de esto, se puede inducir una biogénesis mitocondrial, tal como lo menciona Lindsey B. Gano y colaboradores en su artículo *"Ketogenic diets, mitochondria, and neurological diseases"* publicado en el 2014 [5].

Pero te preguntarás. ¿cómo y para qué se lleva a cabo todo esto?

De manera muy general, nuestro cuerpo tiene una especie de sensor de energía en la mayoría de los órganos del cuerpo, dicho sensor se encarga de detectar la relación AMP-ATP; Moléculas implicadas en el metabolismo y producción de energía.

Viéndolo de otra manera, podríamos decir que el proceso para generar ATP (Adenosín Trifosfato, molécula encargada de la transferencia energética en el organismo) es el proceso que "carga la batería de energía celular" y el proceso en que se genera AMP (Adenosín Monofosfato) es el proceso que "descarga la batería de energía celular", la relación entre estos dos procesos dictaminaría cual es el ambiente energético que predomina. Dicho sensor recibe el nombre de AMPK (*AMP-Activated Protein Kinase* que se podría traducir al español como Proteína Quinasa Activada por AMP) [6].

Entonces cualquier estrés que detecte un aumento en la relación AMP-ATP celular, ya sea interfiriendo con la producción de ATP o aumentando su consumo, activaría el AMPK. Por ejemplo, la actividad física aumenta las demandas de ATP, lo cual activa el sensor AMPK.

Otro factor que activaría el AMPK es la cantidad de glucógeno almacenado, siendo las bajas concentraciones las que lo activarían. Esta activación de AMPK viene de la mano con una mayor producción de ATP, que incluye la ya llamada biogénesis mitocondrial como parte de la cascada de procesos que desencadenaría [7,8].

En pocas palabras, la biogénesis mitocondrial es un proceso adaptativo ante la restricción energética, que puede ser inducida por una restricción calórica y/o por la actividad física, todo esto mediado por el sensor AMPK. Por el contrario, la denominada "disfunción mitocondrial" viene de la mano con obesidad y diabetes tipo II [9, 10], síndrome de fatiga crónica [11, 12] y enfermedad cardiovascular [13].

Sin embargo, cabe mencionar que contrastando con estos efectos de beneficio (mayor oxidación de ácidos grasos, mayor sensibilidad a la insulina, entre otros) tenemos los contras que las restricciones calóricas también conllevan: disminución en la síntesis proteica (parte de los procesos que explican porque es tan complicado perder grasa y subir masa muscular a la vez) y mayor sensación de hambre.

Dicha disminución se debe a que la activación de AMPK suprime la activación de otra proteína de señalización que podríamos decir tiene el efecto inverso: mTOR (*"Mechanistic Target of Rapamycin"*), que se traduce como *"Diana de Rapamicina en Células de Mamífero"*, el cual viene implicado en procesos de crecimiento (como el anabolismo) así como ha sido vinculado también a procesos de enfermedad [14]. Dicho mTOR parece ser *activado* con entrenamiento de fuerza y con la ingesta de ciertos aminoácidos, como la leucina.

Sin embargo, aún queda la incógnita (para la cual al parecer no se tiene una respuesta clara) de si la ingesta de leucina aislada pudiera ayudar a la síntesis proteica sin necesariamente interrumpir el proceso predominante de la vía AMPK mientras estamos en una restricción calórica.

Entonces, si la vía AMPK se encuentra *activada* en mayor proporcionalidad, predominará un ambiente catabólico y de utilización de nuestras reservas, bien pudiendo conllevar cierta pérdida de masa muscular, que, ante periodos prolongados de déficit calórico, pareciera ser algo inevitable en muchos casos. La cuestión siendo tratar de evitarlo en la medida de lo posible, pero parece ser que aparte del debido estímulo de entrenamiento de fuerza, la ingesta de BCAA's (*"Branched Chain Amino Acids"* o *"Aminoácidos*

Ramificados en Cadena"), entre los que se encuentra la leucina, pudiera ayudar a preservar la masa muscular [15].

Ahora bien, cabe destacar el hecho que el AMPK no es el único implicado en los procesos de biogénesis mitocondrial. También es de relevancia el papel de una proteína en nuestro cuerpo que ha sido llamada SIRT3. Se trata de una sirtuina (que son enzimas relacionadas a la expresión de ciertos genes) que está presente en la mitocondria y es crucial en la oxidación de ácidos grasos, la cetogénesis y también ha sido vinculada con la longevidad [16, 17]. De igual forma, la expresión de dicha SIRT3 aumenta con el ayuno y la restricción calórica.

Otro implicado relacionado a la restricción calórica (y más fuertemente relacionado a insulina circulante baja) son las llamadas *"Forkhead Box Protein O Transcription Factors"* o abreviado "FOXO's", las cuales son proteínas encargadas principalmente de regular el mantenimiento celular, a través de la reparación de ADN, la autofagia (que será analizada en el siguiente capítulo), resistencia al estrés y proliferación celular [18].

Y otro regulador clave en el metabolismo energético y biogénesis mitocondrial, es el denominado PGC-1α, término que empieza a cobrar cada vez más popularidad, sobre todo en el mundo del entrenamiento físico. El nombre completo es *"Peroxisome proliferator-activated receptor gamma coactivator 1-alpha"*, que en español vendría siendo *"Coactivador 1-alfa del receptor gamma activado por proliferadores de peroxisomas"*.

Se trata de una proteína que originalmente fue descubierta en su rol de termogénesis adaptativa ante exposiciones a temperaturas frías pero cuya implicación también reside en la actividad física, en el metabolismo de glucosa y lípidos, así como en el desarrollo del corazón.

La PGC-1α remodela las fibras musculares tras los estímulos correspondientes (dígase, entrenamiento principalmente de carácter aeróbico) del tipo IIb (las de mayor poder glucolítico y mayor poder contráctil) a las de tipo IIa y tipo I, fibras con mayor capacidad oxidativa [19]. De igual forma, periodos de ayuno han mostrado una mayor expresión en la PGC-1α, que también viene relacionado con la gluconeogénesis hepática y mayor oxidación de ácidos grasos [20, 21].

Otro aspecto positivo relacionado con estos mecanismos (principalmente aquellos más relacionados con el ejercicio físico y la PGC-1α), es la mejoría a la sensibilidad de la insulina (una mejoría en la forma en que el cuerpo responderá a la actividad de la insulina) que se ha vinculado con el incremento a la biogénesis mitocondrial y una mayor oxidación de ácidos grasos [22]. No está de más decir que lo contrario a esto (dígase una resistencia a la insulina), es el común denominador a todo el cuadro patológico denominado síndrome metabólico [23].

Resumiendo, la "flexibilidad metabólica" se refiere a ser eficiente en el uso de las reservas de grasa corporales, como respuesta a una mayor demanda energética y/o menor disponibilidad calórica (sobre todo cuando las reservas de glucógeno se han agotado), así como cambios en el predominio de combustibles según las necesidades e imposiciones ambientales, a través de adaptaciones moleculares y celulares de carácter hormético. Adaptaciones que, cabe destacar, muchas personas no logran conseguir debido a los patrones alimentarios y de hábitos de vida actuales (altos carbohidratos, frecuencia elevada en tiempos de ingesta y usualmente poca actividad física).

Este estímulo que generaría estas adaptaciones también podría estar implicado en mejorías al estado de salud principalmente a través de las vías AMPK, SIRT3, FOXO, (que en evidencia preliminar nos muestra que puede tener un impacto en la longevidad y salud [18]), así como la PGC-1α.

Pero, así como conocemos la "flexibilidad metabólica", también podemos tener la versión negativa del término, me refiero a la denominada "inflexibilidad metabólica", asociado a condiciones patológicas como el denominado síndrome metabólico, diabetes mellitus tipo II y cáncer [24].

Partiendo del hecho de que un aspecto fundamental en la flexibilidad metabólica es la capacidad de almacenar ácidos grasos en nuestro tejido adiposo durante el exceso calórico, que servirá para su posterior uso eficiente (liberación y oxidación) durante el déficit calórico, queda claro que el problema no es tener grasa corporal (esa es esencial) el problema es no poder utilizarla adecuadamente y, por ende, acumularla en exceso.

Aquí puedo hacer la conexión con el capítulo pasado, donde hablaba del estado de ayuno (no-alimentado) y el estado alimentado, habiendo procesos moleculares de fondo que delimitarán en últimas instancias que sucede con los procesos del organismo. La proporcionalidad de tiempo en que tengamos que pasar en uno u otro, dependerá de ciertos factores, como si hay o no alguna enfermedad, qué es lo que merecería prioridad, así como nuestro objetivo principal.

Por lo tanto, el umbral donde reside a partir de qué punto el estrés de un ayuno dejaría de ser positivo puede ser muy variable según cada situación. Pero ayunos de más de 24 horas sin supervisión médica constante, son generalmente desaconsejados.

Actualmente, en la subárea de la nutrición deportiva que se enfoca en la modificación de la composición corporal, se habla mucho del ya mencionado modelo CICO (Calories In, Calories Out) y de cómo es indispensable para fines de aumento o reducción de peso, y como lo he dicho antes aquí, en general estoy de acuerdo.

Sin embargo, hay todo un complejo mundo más allá de la composición corporal. De igual forma, no todo mundo sabe de calorías ni cómo contarlas, e incluso muchos de los que sabemos cómo, usualmente no lo hacemos. Es una tarea difícil y que conlleva tiempo y para la mayoría de los casos, no tan necesaria. Y aquí la importancia de buscar otras alternativas.

Alejarnos un poco del *nutricionismo* y acercarnos también a un enfoque más *natural* de comer sería una alternativa más viable y mantenible para la mayoría de las personas. Dicho enfoque consistiría en adaptaciones horméticas inducidas por ayunos intermitentes y optimización de la nutrición por medio de alimentación natural en mucho mayor proporción. De forma práctica: reducir la franja de horario en la que consumes alimentos y, durante las horas de alimentación, hacer énfasis en alimentos ricos en nutrientes.

Lo anterior daría como resultado no sólo una mejoría en la composición corporal de la persona, si no potencialmente en su estado de salud, a través de diversos mecanismos como los ya expuestos, así como la denominada autofagia.

Referencias

1. Mattson, M. P. (2008). Hormesis defined. *Ageing research reviews, 7*(1), 1-7.

2. Horne, B. D., Muhlestein, J. B., & Anderson, J. L. (2015). Health effects of intermittent fasting: hormesis or harm? A systematic review. *The American journal of clinical nutrition, 102*(2), 464-470.

3. Mattson, M. P. (2014). Challenging oneself intermittently to improve health. *Dose-Response, 12*(4), dose-response.

4. Anton, S. D., Moehl, K., Donahoo, W. T., Marosi, K., Lee, S. A., Mainous III, A. G., ... & Mattson, M. P. (2018). Flipping the metabolic switch: understanding and applying the health benefits of fasting. *Obesity, 26*(2), 254-268.

5. Gano, L., Patel, M., & Rho, J. M. (2014). Ketogenic diets, mitochondria and neurological diseases. *Journal of lipid research,* jlr-R048975

6. Hardie, D. G. (2004). The AMP-activated protein kinase pathway–new players upstream and downstream. *Journal of cell science, 117*(23), 5479-5487

7. Hardie, D. G. (2003). Minireview: the AMP-activated protein kinase cascade: the key sensor of cellular energy status. *Endocrinology, 144*(12), 5179-5183.

8. Zong, H., Ren, J. M., Young, L. H., Pypaert, M., Mu, J., Birnbaum, M. J., & Shulman, G. I. (2002). AMP kinase is required for mitochondrial biogenesis in skeletal muscle in response to chronic energy deprivation. *Proceedings of the national academy of sciences, 99*(25), 15983-15987.

9. Højlund, K., Mogensen, M., Sahlin, K., & Beck-Nielsen, H. (2008). Mitochondrial dysfunction in type 2 diabetes and obesity. *Endocrinology and metabolism clinics of North America, 37*(3), 713-731.

10. 12. Sivitz, W. I., & Yorek, M. A. (2010). Mitochondrial dysfunction in diabetes: from molecular mechanisms to functional significance and therapeutic opportunities. *Antioxidants & redox signaling, 12*(4), 537-577.

11. Myhill, S., Booth, N. E., & McLaren-Howard, J. (2009). Chronic fatigue syndrome and mitochondrial dysfunction. *International journal of clinical and experimental medicine, 2*(1), 1.

12. Filler, K., Lyon, D., Bennett, J., McCain, N., Elswick, R., Lukkahatai, N., & Saligan, L. N. (2014). Association of mitochondrial dysfunction and fatigue: a review of the literature. *BBA clinical, 1*, 12-23

13. Ballinger, S. W. (2005). Mitochondrial dysfunction in cardiovascular disease. *Free Radical Biology and Medicine, 38*(10), 1278-1295.

14. Laplante, M., & Sabatini, D. M. (2012). mTOR signaling in growth control and disease. *Cell, 149*(2), 274-293.

15. Layman, D. K. (2004). Protein quantity and quality at levels above the RDA improves adult weight loss. *Journal of the American College of Nutrition, 23*(sup6), 631S-636S.

16. Palacios, O. M., Carmona, J. J., Michan, S., Chen, K. Y., Manabe, Y., Ward Iii, J. L., ... & Tong, Q. (2009). Diet and exercise signals regulate SIRT3 and activate AMPK and PGC-1α in skeletal muscle. *Aging (Albany NY), 1*(9), 771.

17. Bellizzi, D., Dato, S., Cavalcante, P., Covello, G., Di Cianni, F., Passarino, G., ... & De Benedictis, G. (2007). Characterization of a bidirectional promoter shared between two human genes related to aging: SIRT3 and PSMD13. *Genomics, 89*(1), 143-150.

18. Fontana, Luigi, and Linda Partridge. "Promoting health and longevity through diet: from model organisms to humans." *Cell*161.1 (2015): 106-118

19. Liang, H., & Ward, W. F. (2006). PGC-1α: a key regulator of energy metabolism. *Advances in physiology education, 30*(4), 145-151.

20. Herzig, S., Long, F., Jhala, U. S., Hedrick, S., Quinn, R., Bauer, A., ... & Spiegelman, B. (2001). CREB regulates hepatic gluconeogenesis through the coactivator PGC-1. *Nature, 413*(6852), 179

21. Yoon, J. C., Puigserver, P., Chen, G., Donovan, J., Wu, Z., Rhee, J., ... & Newgard, C. B. (2001). Control of hepatic gluconeogenesis through the transcriptional coactivator PGC-1. *Nature, 413*(6852), 131.

22. Lira, V. A., Benton, C. R., Yan, Z., & Bonen, A. (2010). PGC-1α regulation by exercise training and its influences on muscle function and insulin sensitivity. *American Journal of Physiology-Endocrinology and Metabolism, 299*(2), E145-E161.

23. Beilby, J. (2004). Definition of metabolic syndrome: report of the National Heart, Lung, and Blood Institute/American Heart Association conference on scientific issues related to definition. *The Clinical Biochemist Reviews, 25*(3), 195.

24. Smith, R. L., Soeters, M. R., Wüst, R. C., & Houtkooper, R. H. (2018). Metabolic flexibility as an adaptation to energy resources and requirements in health and disease. *Endocrine reviews.*

Autofagia
(Escrito por: Fernando Pérez-Meza, creador del concepto
"Nutrición a la Medida")

"¡LA AUTOFAGIA ES LO MÁS SIMILAR A LA FUENTE DE LA ETERNA JUVENTUD Y LA SALUD!"

Quizá, pero si fueras una levadura.

Si estás metido en el tema del ayuno, este concepto seguro lo has oído; la autofagia, un proceso que ocurre al interior de la célula en donde, a través de algunos organelos, se realiza el equivalente a una limpieza de desechos celulares (proteínas dañadas, mitocondrias defectuosas, algunas bacterias e incluso virus) pero exactamente ¿qué es y qué tiene que ver con el ayuno?

Vayamos por partes.

Su etimología viene del griego "auto" = uno mismo "phagos" = comer, o sea "comerse a uno mismo". Y es un proceso ya conocido desde hace tiempo porque con un microscopio (no necesariamente especializado) puede verse –a simple vista– como se forman vacuolas (o, mejor dicho, autofagosomas) al interior de la célula [1]. De hecho, en la literatura científica también se le llama macrofagia.

Lo que sería equivalente a "una boca" y una vez que es secuestrado, "el estómago" son un conjunto de enzimas llamadas lisosomas, todo esto con el fin de obtener, a partir de esos "desechos celulares" material que aún pueda ser reutilizado cuando se le somete a un estrés a la célula (principalmente por carencias), es decir, las células siempre optimizando y buscando ser más eficiente.

Esto ya se conocía desde hace poco más de 40 años, pero recientemente, el mundo científico ha "redescubierto" este fenómeno, al encontrar los mecanismos moleculares por lo que este proceso estaría activándose y funcionando. Dichas investigaciones se han hecho, como ironizo en el título de esta entrada, en levaduras. Justo la mayor parte del trabajo el famoso premio nobel de Medicina del 2016 (Yoshinori Ohsumi) fue en éstas y en términos generales, se le reconoció entre otras cosas, por haber descubiertos los genes (poco más de 30) que estarían relacionados a este proceso y los mecanismos moleculares detrás (algo que le ha llevado más de 20 años, por lo que se dice, también es un premio a su paciencia).

¿Qué tiene eso de interesante? Pues que dichos genes, se pueden encontrar en otras especies mayores, como hongos, plantas, gusanos, moscas y sí, también en mamíferos, por lo que se encuentra la relevancia del fenómeno de carencia de energía y nutrimentos a través de la filogenia [2]. Es decir, en la naturaleza el fenómeno de pasar hambre (seas un hongo, un insecto o un mamífero) es algo común y relevante para favorecer procesos moleculares que activen a su vez, otros mecanismos, en este caso, de reciclaje y optimización de los recursos con los que ya se cuenta y lo que encontró es que este proceso de autofagia y las alteraciones/disrupciones en ésta, estarían relacionado directamente con la aparición de múltiples enfermedades, sobre todo, crónico-degenerativas.

¿Cómo se activa y desactiva la autofagia?

Este punto, me parece lo más relevante quizá de todo el libro… bueno, no. Pero no deja de ser muy significativo para entender los alcances y limitaciones de los protocolos propuestos en esta obra, ya que como suele ocurrir en muchas ocasiones, se tiende a exagerar las cosas (come 6 veces al día…no, mejor haz sólo una comida al día).

En la siguiente figura se muestran los diversos mecanismos que activarían dicho proceso. Pero algo importante que debes considerar es que, como muchas cosas en biología, no se tratan de un simple interruptor de encendido/apagado. Esto es importante recordarlo para evitar caer en extremismos innecesarios u obsesiones.

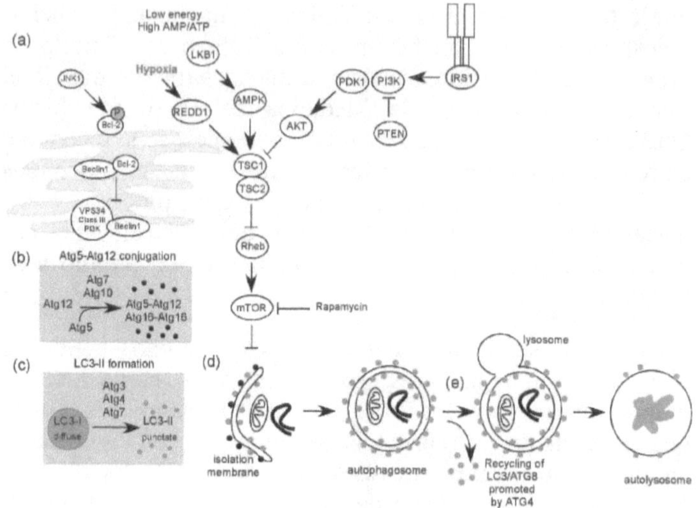

Figura 3: circuitos y vías de señalización de la autofagia. Nota: Recuperado de "Autophagy: cellular and molecular mechanisms" Glick, D. 3 Feb 2010.

El primer paso que es absolutamente necesario es inducir un estrés, que en este caso, es la falta de energía disponible para realizar procesos, que aunque de primera instancia nos puede venir la de idea de "falta de alimento", recordemos que a nivel celular, lo equivalente a los dólares como moneda de intercambio, es el ATP y sus versiones ADP + Pi (es decir, lo que tu célula obtiene tras tu comerte una tortilla con aguacate, son 38 ATP tras hacer glucolisis y más de 90 ATP tras hacer betaoxidación) y si hay pocas concentraciones de esta moneda, (aunque es importante señalar que hay otra molécula intermediaria de interés llamada Acetyl CoA y más adelante veremos por qué) significaría que hay poca energía. Y bueno, recordando que mucha de la investigación es en levaduras, otro elemento relevante ha sido la ausencia de oxígeno, que como se aprecia, comparten rutas de señalización.

Otro mecanismo plenamente identificado es el complejo proteico mTOR *(Mechanistic Target of Rapamycin)* que en los organismos funciona como un regulador del crecimiento, motilidad celular, pero en este caso, su relevancia es la función que tiene como sensor de proteínas, particularmente del aminoácido leucina y su relevancia dentro del proceso de autofagia es que limitará la expresión de fagóforos [2] (parte de las estructuras que se requieren para formar "estómagos" que degradaran los organelos dañados o lo que se busque reciclar).

Por otro lado, dicho proceso de autofagia también puede verse interrumpido cuando se incrementa una molécula llamada factor de crecimiento (IGF-1) mismo que se activa por el receptor de insulina y sus adaptadores, que básicamente lo que harán será activar mTOR y su efecto sobre "apagar" procesos de síntesis de sustancias y moléculas clave en la autofagia [2,3].

Y por último, como se mencionaba en párrafos anteriores y que es muy relevante, es que en algunos procesos, más que la cantidad de ATP (moneda) la que determine algunas reacciones que den origen a la autofagia, será la cantidad de Acetyl CoA lo que a su vez incide sobre un fenómeno llamado deacetilación de proteínas y de nuevo, que se presente dicho proceso, es otro de los estímulos muy importantes para la autofagia [2,3].

En resumen

Sé que puede parecer confuso y en general, ciertamente lo es. Todo lo descrito es un resumen muy general de lo que ocurre a nivel molecular, pero lo que debemos de considerar es que todos los mecanismos de activación están directa o indirectamente relacionados y que habrá procesos intermedios que pueden servir para mediar el proceso, es decir, hacer que se activen otras rutas que pueden dar lugar al mismo fenómeno porque incluso, hay formas de "brincarse" algunos pasos.

Lo que se encuentra como elemento clave, es que se logre incidir sobre proteínas que codifiquen para genes relacionados a la autofagia, como lo son Beclin1, LC3, o incluso con rapamicina (que puede ser capaz de inactivar mTOR) entre otros [4]. Es decir, el tener poca energía en el cuerpo y obviamente en la célula, o sea ayunar o comer poco, no es la única forma de inducir la autofagia.

Autofagia en animales y humanos

Ahora, recordemos que esto serían procesos que se estudiaron principalmente en levaduras, ¿qué información hay en otras especies?
Pues bueno, cuando hablamos de investigación "in vitro" manipular condiciones de alimento, calor, presión temperatura, es relativamente fácil y lo siguiente a trabajar, suelen ser: sí, ratones. Y eventualmente con especies más grandes, siendo los estudios más relevantes hechos sobre el ayuno, con primates [5].

Si bien, existen muchas críticas en cuanto a los estudios hechos en roedores u otros animales porque evidentemente existen diferencias [5], también hay que mencionar que hay similitudes y los resultados de esto, en su mayoría sirven para plantear hipótesis cuando se trasladan a estudios en humanos, siempre con su justa dimensión.

En ese sentido y retomando lo mencionado en párrafos anteriores, la primera herramienta que usan los investigadores para inducir autofagia es la Restricción Calórica, que tiene como detalle un déficit energético de 30% del requerimiento.

Algo curioso dentro de los protocolos que se siguen para inducir dicho déficit, es que la forma más eficiente para conseguir que se "respete" la restricción, es mediante alternar con días de alimentación y días en donde no se suministra alimento. ¿La razón? Cuando aportaban diariamente el alimento, pero con el ajuste de restar el 30% de las calorías, llegaba a presentarse canibalismo entre ratones al aumentar su hambre de forma considerable [6].

¿Qué se encuentra tras estos casos? Pues efectivamente, algunos marcadores asociados a la autofagia (sobre todo en protocolos de ayunos más largos, como de 48 o 72 horas) pueden estarse elevando de forma importante, pero hay un dato fundamental:

Tras 48 horas sin alimento, un ratón pierde cerca del 20% de su peso.

Tras 72 horas sin alimento, un ser humano pierde cerca del 2% de su peso [7].

Es decir, en un ratón o, sobre todo, en especies pequeñas, si podemos hablar de un hipermetabolismo, en donde periodos de ayuno o inanición (sea o no intermitente) tendrá un gran impacto y entre más compleja sea la especie (en este caso, humanos), éste suele ser mucho menor.

Algo importante a destacar es que sí, pueden modificarse indicadores bioquímicos (como glucosa, triglicéridos, insulina basal, IGF-1, etc.) que aunque puede ser positivo, no significa que sea, al menos al 100%, debido a la autofagia y mucho menos, que estemos hablando de una "limpieza profunda" de desechos celulares (proteínas dañadas, mitocondrias dañadas, virus), ya que este proceso de marcaje de los elementos de la célula con algún defecto y se buscaría reciclar, tomaría más tiempo [6,7].

Y esto nos lleva a la pregunta ¿Qué tiempo en ayuno requeriría *un ser humano* para realmente poder hablar de que está activando la autofagia?

Respuesta: no se sabe concluyentemente.

Así es. Y es que existen diversos elementos por lo que esto se dificulta.

Porque, aunque puede ser fácil poner a ayunar a personas y tomarles sangre para tener indicadores objetivos, se requeriría, además, realizarles biopsias (de músculo, hígado, cerebro, entre otros) y al mismo tiempo, usar complejos mecanismos de medición como lo son los marcadores de inmunofluorescencia. ¿Qué indicador estaríamos buscando? El más objetivo es medir un complejo proteico llamado LC3, que realiza un cambio en su distribución al interior del citoplasma para la formación de autofagosomas (8).

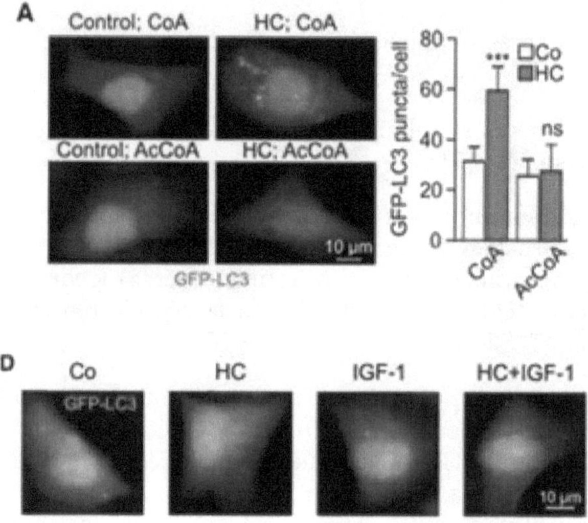

Figura 4. Medición de LC3, indicadores de autofagia. Nota: Recuperado de Caloric Restriction Mimetics Enhance Anticancer Immunosurveillance Pietrocola, F. 11 Jul 2016

Y lo que se ha encontrado haciendo estas mediciones en humanos, particularmente en leucocitos [8] (que son las células más accesibles para este tipo de protocolos) es que tomaría aproximadamente 4 a 5 días de ayuno, para ver marcadores significativos de autofagia. El problema es que esto ya tiene un impacto importante en otros aspectos, como puede ser la composición corporal, particularmente sobre la masa muscular, en donde sí, habría una pérdida de dicho tejido [10].

Y aunque el tema de perder músculo es algo que siempre suele espantar (sobre todo si has experimentado lo difícil que es ganarlo) hay que recordar el concepto de memoria muscular, que, aunque no es motivo de este texto, estaríamos hablando de que dicho músculo sería relativamente fácil recuperarlo. Un ejemplo de este fenómeno, son las personas que al recuperarse de una lesión y haber disminuido masa muscular en ese tiempo, la recuperan relativamente rápido al retomar su entrenamiento.

Además del aspecto de composición corporal, el factor psicológico o de aversión que supone la idea de no comer por 4 o 5 días.

Lo que también podemos agregar, es que dichos mecanismos de autofagia tendrían un ciclo circadiano [11], es decir, hay momentos en el día en que su actividad sería mayor que otros. Esto se encontraba de nuevo, en ratones, observando que era durante el día los momentos en que mayores concentraciones de estos marcadores había en comparación con la noche (recordar que los ratones tienen un ciclo invertido; comen y en general, son más activos durante la noche y duermen y ayunan durante el día) por lo que nos da cierta pauta para pensar que, en el caso de seres humanos, el ayuno es mejor en horarios nocturnos, de nuevo, buscando optimizar la autofagia.

¿Existen otras alternativas?

No necesariamente es lo mismo, pero retomando tres aspectos clave dentro de los elementos que estimulan la autofagia, es que un investigador italiano, el Dr. Valter Longo ha propuesto un protocolo llamado Fasting Mimic Diet [12,13] (dieta que simula el ayuno) y aunque aquí no profundizaré sobre sus detalles, sí es interesante saber los principios por los que, potencialmente, funciona.

El primero, el más interesante y del que no he ahondado, es sobre la disminución importante en el aporte proteico de la dieta y sobre todo de alimentos ricos en aminoácidos ramificados, particularmente, leucina (que son principalmente de origen animal, como huevos y lácteos).

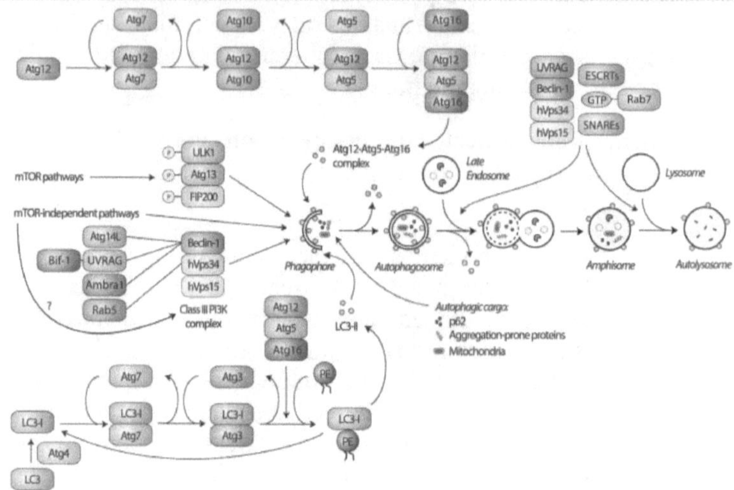

Figura 5. Mecanismos de señalización directos e indirectos del complejo mTOR dentro del proceso de autofagia. Nota: Recuperado de: Regulation of autophagy by mTOR-dependent and mTOR-independent pathways: autophagy dysfunction in neurodegenerative diseases and therapeutic application of autophagy enhancers. Sarkar, S. 2013

El principio consiste en que, al reducir el aporte de este macronutriente, se conseguiría la disminución significativa de la actividad del complejo mTOR (que comentaba en un inicio), es una señalización importante para la formación de autofagosomas, los "estómagos" que se encargarán de digerir los organelos dañados.

El segundo elemento: la restricción calórica significativa para favorecer la depleción de ATP, de acetyl coenzima A, la deacetilación de proteína, y en general, para que la célula tenga poca energía disponible. En el protocolo suele restringirse hasta 50% de las necesidades energéticas.

La duración del estrés: que, en este caso, son justamente 5 días en los que solo se consumen muy pocas calorías, pero incluso, alimentos "especiales" (sopas de vegetales con algunas especias, hortalizas, grasas monoinsaturadas, etc.) tanto para garantizar que no se exceda de los aportes calóricos y de nutrimentos estimados, pero también para incorporar algunos fitonutrientes de interés [13].

El proceso quedaría resumido de la siguiente forma:

Falta de nutrientes → ↑Deacetilación de proteínas (↓Acetil Coenzima A en citosol) +↓mTOR+ ↑AMP kinasa → autofagia

Y eso nos lleva a otra interesante pregunta, *¿qué se puede comer o beber buscando optimizar la autofagia?*

Para responder esta pregunta, lo primero que debemos saber es que la autofagia puede ser inducida farmacológicamente. El concepto se llama Simulación de restricción calórica (Caloric Restriction Mimetics) y se refiere a compuestos que tienen la capacidad de inducir los mismos medios bioquímicos al interior de la célula como lo hacen la carencia de nutrimentos, incluyendo la reducción de acetil CoA y de incrementar la deacetilación de proteínas. Los compuestos más investigados con esta capacidad son el Hidrixicitrato, la esperdimina y el resveratrol [14, 15].

Mecanismos de acción de los compuestos de mimetizar la restricción calórica:

Espermidina → ↓Actividad de la Acetil transfera → ↓ Acetyl CoA en citosol → AUTOFAGIA

Hidrixicitrato → ↓ Actividad de la enzima ATPcitratoliasa ↓ Acetyl CoA en citosol → AUTOFAGIA

Resveratrol → ↑Deacetilasas (especialmente SIRT1) → ↓ Acetilación de proteínas citosol → AUTOFAGIA

Dichas sustancias pueden ayudar a responder la pregunta, ya que dos de ellos, sí podemos encontrarlos en alimentos.

Espermidina

Pertenece al grupo de las llamadas poliaminas y sus efectos para actuar sobre el EP300, (una enzima que participa en la acetilación de proteínas) inhibiéndola y que puede inducir a la autofagia [16].

Dicho compuesto, en realidad se encuentra en una gran cantidad de alimentos, pero de forma significativa, como lo reportan Ali y colaboradores, solo en pocos, como son:

ALIMENTO	CANTIDAD por 100 g
Queso azul	9 mg
Hongos	8 mg
Natto, frijol de soya fermentada	4.8 mg
Brócoli	3.6 mg
Lentejas	2.3 mg

Tabla 2. Contenido de espermidina en diversos alimentos. Nota: Adaptado de Polyamines in foods: development of a food database. Ali M. 14 Ene 2014.

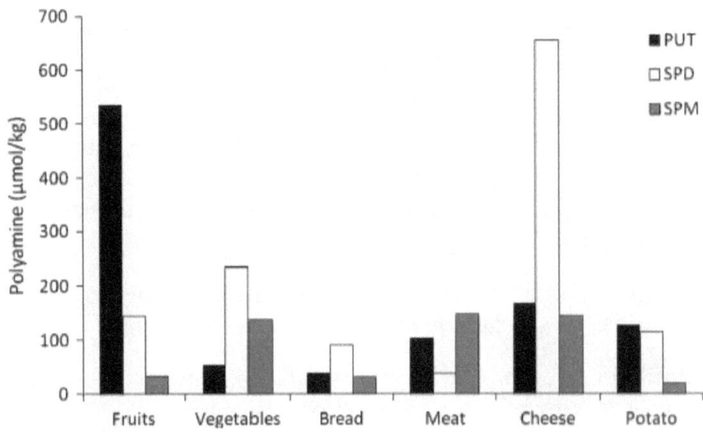

Figura 6: Grupos de alimentos que son importantes fuentes de poliaminas: esperdimina, putrescina, espermina) Nota: recuperado de Polyamines in foods: development of a food database. Ali M. 14 Ene 2014.

Otro aspecto muy interesante es que, la esperimidina también puede ser sintetizada en el cuerpo por nuestra microbiota, siendo la responsable del 25-35% del total de la producida en el organismo y que incluso, se puede manipular la microbiota para que estén presentes en mayor proporción bacterias que producen dicha sustancia (Bacteroides thetaiotamicron y Fusobacteriam varium) y otras poliaminas de interés [18].

Esto se podría conseguir con probióticos que contengan dichas cepas en una concentración importante. El problema radica en que, sin duda, estos suplementos serían caros y difíciles de conseguir (los probióticos con cepas específicas, son los suplementos del futuro).

En el caso del resveratrol (fitonutriente encontrado en la piel de la uva, las moras azules y frambuesas) de igual forma, actúa dentro de esta cascada de señalamientos (en particular, sobre las sirtuinas, SIRT1, asociadas al envejecimiento y longevidad) y que a su vez favorecerá la deacetilación de proteínas que da como resultado el echar a andar la maquinaria de la autofagia [19].

La parte más interesante de todas estas investigaciones es que, la autofagia se estaría presentando aún sin que haya modificaciones importantes en la dieta (al menos en cuanto a energía se refiere, finalmente, su nombre lo dice; mimetiza la restricción calórica).

¿Significa que el vino tinto, el queso azul con ensaladas coloridas y variadas son la clave de la eterna juventud?

Posiblemente sí serían de gran ayuda, de nuevo, si fueras una levadura o incluso un ratón (vamos avanzando).

Autofagia y ejercicio físico

Y, por último, otro aspecto que no podíamos ignorar ¿puede el ejercicio físico inducir este mecanismo de limpieza celular?

Respuesta: no solo puede, muy probablemente muchos de los beneficios que tiene el ejercicio físico (particularmente el de resistencia) para disminuir el riesgo de enfermedades crónicas como diabetes, cáncer e hipertensión, son justamente mediados por la autofagia [20].

Un equipo de investigadores, entre los que destacan Galluzzi y Kroemer, han demostrado convincentemente que los efectos beneficiosos del ejercicio sobre el metabolismo de la glucosa y los lípidos están mediados por la autofagia y proporcionaron pruebas correlativas consistentes para respaldar esta hipótesis.

Los circuitos moleculares que sustentan tales efectos beneficiosos de la autofagia aún no se han dilucidado con precisión, pero presumiblemente se relacionan con niveles reducidos de especies intracelulares potencialmente peligrosas como son los prooxidantes y agregados de proteínas [20].

Por otro lado, también se cree que las adaptaciones al ejercicio físico que conllevan a una mejora del rendimiento, de igual forma, estarían mediadas por la autofagia. Esto nos llevaría a revisar otros conceptos (que se clasifica como microfagia) como lo son: la mitofagia, la ribofagia, reticulofagia, etcétera. Es decir, cuando este proceso se presenta dentro de organelos específicos de la célula [21].

El más relevante para cuestiones de ejercicio físico es justamente la mitofagia, que será el proceso por el que mitocondrias (las fábricas de energía de la célula) dañadas "se marcan a sí mismas" (básicamente, alterando su potencial de membrana, lo que genera enzimas llamadas Ubiquitinas que la marcan) para que sean degradadas y evitar generar daños a la célula (o restar eficiencia) pero a su vez, este mismo proceso inducirá la biogénesis mitocondrial [22].

Es decir, cuando una mitocondria empieza a fallar, se marca para ser de las primeras a reciclarse cuando se presente la autofagia y al mismo tiempo se dé la señal para generar nuevas mitocondrias.

Dicho fenómeno está mucho más asociado al ejercicio de resistencia y, sobre todo, cuando este es intenso. [23]

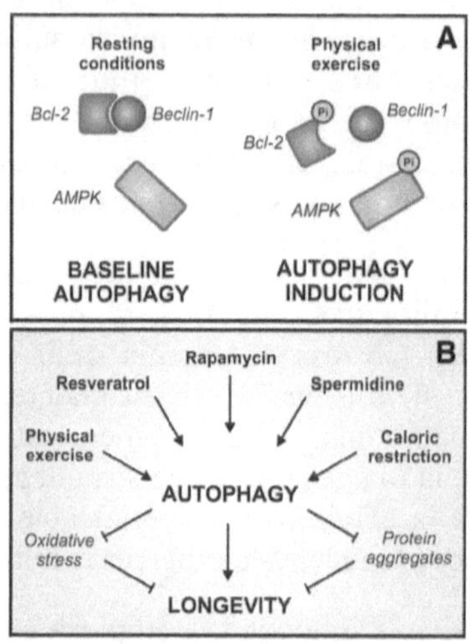

Figura 7: señalizaciones moleculares de la autofagia inducida por el ejercicio. Nota: Recuperado de Autophagy mediates the metabolic benefits of endurance training. Galluzzi L, 2012

Conclusiones

No somos organismos unicelulares. No somos una especie que vive solamente 2 a 3 años. Somos la especie más compleja de este planeta pero que compartimos con muchas otras, mecanismos biológicos para asegurar la sobrevivencia. La autofagia es uno de ellos.

Si bien, a lo largo del texto he comentado que, hoy en día no hay una forma de determinar objetivamente que, si una persona no come por determinado tiempo, obtendrá todos los beneficios terapéuticos teóricos de la autofagia (pues aún no tenemos estudios concluyentes en humanos), sí podemos hablar de "porcentajes" o "mayor probabilidad" de este reciclaje celular. Incluso con 12 horas, el IGF-1, otro mediador importante para activar mTOR, disminuye considerablemente.

Justo uno de los elementos que más me ha llamado la atención durante esta revisión, es que muchos de los científicos detrás de estas investigaciones, implementan en sí mismo algunos de los conocimientos o estrategias que van descubriendo o validando. Por ejemplo, el Dr. Guido Kroemer (investigador alemán y uno de los autores con más publicaciones sobre el tema de biología celular) comenta que sí suele llevar a cabo protocolos de 4-5 días con ingestas muy pobres de calorías y proteína (2 veces al año), ayunos intermitentes que después rompe con vino y queso azul sumado a la práctica de ejercicio físico vigoroso. Y aunque esto puede ser una falacia de autoridad, si nos habla de que va surgiendo evidencia que sugiere este tipo de estrategias como útiles, de cara a mejorar la salud e incluso la longevidad.

En ese sentido, existe La Sociedad de la Restricción Calórica (CRS, por sus siglas en inglés), un grupo de personas alrededor del mundo que, sabiendo los beneficios de una dieta baja en calorías (pero densa en nutrimentos) mantiene una ingesta calórica con una reducción de 30% de lo que teóricamente, sería su requerimiento, a lo largo del tiempo.

Llevando a cabo prácticas como, consumir solo la cáscara de frutas (que es muchas veces, donde se encuentra la mayor cantidad de micronutrientes de interés) para evitar consumir las calorías extra de fructosa que, además, tendrían menor densidad nutricional. Y efectivamente, al estudiarlos se encuentran indicadores de salud óptimos, un bajo riesgo de muchas enfermedades e incluso, en quienes se realizaron algunas biopsias, sí hay datos para hablar de que la autofagia estaba "encendida".

La restricción calórica continua es, en nuestra realidad del mundo occidental, una práctica difícil de implementar. Por lo que alternativas como la intermitencia al ayunar, ciertas estrategias de ejercicio y hasta con fármacos o nutrimentos a dosis con efectos fisiológicos que puedan ayudarnos a lograr el mecanismo de la autofagia, habrá que prestarles atención. Ciertamente aún falta mucha investigación en humanos para que podamos ver dentro de las recomendaciones oficiales, el hecho de sumar ayunos a nuestro estilo de vida.

Lo que sí podemos concluir, es que no podemos mantener una vida de vivir siempre en modo "acelerado" con las rutas de construcción encendidas: mTOR siempre activo, tanto por excesos calóricos como abundante aporte de proteína (sobre todo animal) y con ingestas de alimentos, literalmente todo el día y la noche que mantendrán poco activos nuestros estados de "reparación" o de "pausa" (vía AMPK), apagados o muy limitados. Ignorarlo, nos acelerará nuestro envejecimiento, así como aumentar nuestro riesgo de enfermedades.

La autofagia es un mecanismo del que se encuentra cada vez más importancia en la biología celular, por lo que considerar mecanismos que potencialmente ayuden a que se presente en nuestro vida cotidiana, (con quizá cosas tan simples como dormir, realizar ejercicio recurrente, escuchar y diferenciar bien las señales de hambre-saciedad y en general, evitar excesos) impactará de forma positiva nuestra salud, la diferencia es que muy pronto sabremos a detalle, los mecanismos moleculares por lo que esos consejos son útiles.

Referencias

1. Hardie, D. G. (2011). AMPK and autophagy get connected. *The EMBO Journal, 30*(4), 634–635.

2. Glick, D. , Barth, S. and Macleod, K. F. (2010), Autophagy: cellular and molecular mechanisms. J. Pathol., 221: 3-12.

3. Yorimitsu, T., & Klionsky, D. (2005). Autophagy: molecular machinery for self-eating. *Cell Death and Differentiation, 12*(Suppl 2), 1542–1552.

4. Reggiori, F., Komatsu, M., Finley, K., & Simonsen, A. (2012). Selective Types of Autophagy. *International Journal of Cell Biology, 2012*, 156272.

5. Colman, R. J., & Anderson, R. M. (2011). Nonhuman Primate Calorie Restriction. *Antioxidants & Redox Signaling, 14*(2), 229–239.

6. Longo, V. D., & Mattson, M. P. (2014). Fasting: Molecular Mechanisms and Clinical Applications. *Cell Metabolism, 19*(2), 181–192.

7. Pietrocola, F., Demont, Y., Castoldi, F., Enot, D., Durand, S., Semeraro, M., … Kroemer, G. (2017). Metabolic effects of fasting on human and mouse blood in vivo. *Autophagy, 13*(3), 567–578.

8. Moulis, M., & Vindis, C. (2017). Methods for Measuring Autophagy in Mice. *Cells, 6*(2), 14.

9. Pietrocola, F., Pol, J., Vacchelli, E., Rao, S., Enot, D. P., Baracco, E. E., … Kroemer, G. (2016). Caloric Restriction Mimetics Enhance Anticancer Immunosurveillance. *Cancer Cell, 30*(1), 147–160.

10. Fahrial Syam, A., Suryani Sobur, C., Abdullah, M., & Makmun, D. (2016). Ramadan Fasting Decreases Body Fat

but Not Protein Mass. *International Journal of Endocrinology and Metabolism, 14*(1), e29687.

11. Ma, D., Li, S., Molusky, M. M., & Lin, J. D. (2012). Circadian autophagy rhythm: a link between clock and metabolism? *Trends in Endocrinology and Metabolism, 23*(7), 319–325.

12. Cheng, C.-W., Villani, V., Buono, R., Wei, M., Kumar, S., Yilmaz, O. H.,Longo, V. D. (2017). Fasting-mimicking diet promotes Ngn3-driven β-cell regeneration to reverse diabetes. *Cell, 168*(5), 775–788.e12.

13. Brandhorst, S., Choi, I. Y., Wei, M., Cheng, C. W., Sedrakyan, S., Navarrete, G., … Longo, V. D. (2015). A periodic diet that mimics fasting promotes multi-system regeneration, enhanced cognitive performance and healthspan. *Cell Metabolism, 22*(1), 86–99.

14. Mariño, G., Pietrocola, F., Madeo, F., & Kroemer, G. (2014). Caloric restriction mimetics: natural/physiological pharmacological autophagy inducers. *Autophagy, 10*(11), 1879–1882.

15. Chiba, T., Tsuchiya, T., Komatsu, T., Mori, R., Hayashi, H., & Shimokawa, I. (2010). Development of Calorie Restriction Mimetics as Therapeutics for Obesity, Diabetes, Inflammatory and Neurodegenerative Diseases. *Current Genomics, 11*(8), 562–567.

16. Yang, Y., Chen, S., Zhang, Y., Lin, X., Song, Y., Xue, Z., … Zhang, L. (2017). Induction of autophagy by spermidine is neuroprotective via inhibition of caspase 3-mediated Beclin 1 cleavage. *Cell Death & Disease, 8*(4), e2738–.

17. Ali, M. A., Poortvliet, E., Strömberg, R., & Yngve, A. (2011). Polyamines in foods: development of a food database. *Food & Nutrition Research, 55*, 10.3402/fnr.v55i0.5572.

18. Noack J, Dongowski G, Hartmann L, Blaut M. The human gut bacteria *Bacteroides*

thetaiotaomicron and *Fusobacterium* *varium* produce putrescine and spermidine in cecum of pectin-fed gnotobiotic rats. J. Nutr. 2000;130:1225–31.

19. Park, D., Jeong, H., Lee, M. N., Koh, A., Kwon, O., Yang, Y. R., … Ryu, S. H. (2016). Resveratrol induces autophagy by directly inhibiting mTOR through ATP competition. *Scientific Reports, 6*, 21772.

20. Galluzzi L, Kroemer G. Autophagy mediates the metabolic benefits of endurance training. Circ Res. 2012;110:1276–1278.

21. Lira, V. A., Okutsu, M., Zhang, M., Greene, N. P., Laker, R. C., Breen, D. S., … Yan, Z. (2013). Autophagy is required for exercise training-induced skeletal muscle adaptation and improvement of physical performance. *The FASEB Journal, 27*(10), 4184–4193.

22. Ju J.-S., Jeon S.-I., Park J.-Y., Lee J.-Y., Lee S.-C., Cho K.-J., et al. 2016. Autophagy plays a role in skeletal muscle mitochondrial biogenesis in an endurance exercise-trained condition. J. Physiol. Sci. 66:417–430.

23. Chen, C. C. W., Erlich, A. T., & Hood, D. A. (2018). Role of Parkin and endurance training on mitochondrial turnover in skeletal muscle. *Skeletal Muscle, 8*, 10.

Set-Point: Tu cuerpo quiere permanecer gordo

Todos tenemos ese conocido que sólo vemos una vez al año y que cada vez que lo vemos, tiene el mismo peso corporal y su aspecto físico luce muy similar, tal vez sólo un poco más viejo en cada ocasión.

Dado nuestro interés en nutrición, le preguntamos que cómo logra conservar ese peso casi idéntico a lo largo del año, preguntándonos si sigue alguna especie de método para contar calorías o registra sus alimentos en alguna de las tantas aplicaciones que hay para este fin.

Para nuestra sorpresa, él nos comenta que no. Entonces nuestra realidad torna un giro inesperado y nos preguntamos si todo lo que hemos escuchado acerca de nutrición es real o falso;" *¿Cómo consume y gasta las mismas calorías todo el tiempo?".*

Y aquí es cuando sale a la luz el concepto del *"Set-Point"* (como lo establece Harris en su artículo publicado en 1990 [1]) o de regulación del peso corporal, el cual básicamente dictamina que el cuerpo buscará permanecer en cierto peso corporal (que es más bien regulado por la grasa corporal) ante las ligeras variaciones que pudieran existir en el consumo energético, principalmente a través de modificaciones en las sensaciones de apetito y saciedad, así como de actividad física.

Existen adaptaciones que se dan a cabo tras periodos de subalimentación para tratar de evitar la pérdida de peso (tal como sucede en una persona que tiene una restricción calórica en su dieta con el fin de bajar de peso), y también existen adaptaciones ante la sobrealimentación, que tratarían de evitar la ganancia de peso.

Es lógico destacar el hecho de que el cuerpo es mucho más efectivo a la hora de evitar la pérdida de peso que para evitar la ganancia de peso, en otras palabras, el cuerpo preferiría engordar y hará todo lo posible por conservar cierta cantidad de grasa corporal, sea o no saludable [2].

Pongamos ahora el ejemplo de una persona con una cantidad de grasa corporal patológicamente elevada, que ha decidido bajar de peso. El primer paso lógico de esta persona será disminuir su ingesta calórica. Pero ¿qué sucede cuando disminuye esta ingesta calórica?, la persona podría sentirse anormalmente fatigada y con más hambre de lo normal. Su nutriólogo la tacha de poco comprometida y con falta de voluntad, lo cual hace que la persona que originalmente buscaba bajar de peso, ahora se sienta mal consigo misma y abandone esa idea.

Es un hecho: cualquier restricción calórica conllevará una serie de procesos fisiológicos (sobre todo por medio del ya bien identificado rol del hipotálamo en la regulación de la ingesta calórica [3]), que harán que no te sientas bien, es parte del proceso.

Si bien, muchos quisieran estar delgados y tener un cuerpo físicamente atractivo, nadie quiere llevar a cabo un plan dietético hipocalórico (menos calorías que las que su cuerpo necesita). Dicho plan sólo resulta ser indispensablemente necesario para el objetivo principal.

Retomando los conceptos fisiológicos, cabe destacar lo mencionado por Priya Sumithran y colaboradores en su artículo publicado en el 2013 titulado *"The defence of body weight: a physiological basis for weight regain after weight loss"* (*"La defensa del peso corporal: Una base fisiológica para la re-ganancia de peso tras una pérdida de peso"*) en el que mencionan que entre los cambios suscitados a través del tiempo ante una reducción de peso debido a un régimen hipocalórico están: una disminución del gasto energético basal, disminución de hormonas tiroideas, disminución en la oxidación de ácidos grasos, así como un aumento en el apetito, entre otros [4].

Cabe destacar que dichos procesos se suscitarán tras déficits energéticos conllevados a lo largo del tiempo, pareciendo ser irrelevante el método por el cual se llevó a cabo dicho déficit. Sin embargo, evidencia preliminar indica que pudiera haber ciertas diferencias manejando esquemas de ayuno intermitente a diferencia de la restricción calórica continua.

Relacionado con esto, es necesario mencionar algunos puntos importantes.

En primer lugar, parece ser que cualquier tipo de restricción calórica llevada a cabo a lo largo del tiempo, conllevará la activación de mecanismos que buscarán evitar esa pérdida de peso (reducción del metabolismo y estimulación en la sensación de hambre) y eventualmente facilitar la posible re-ganancia de ese peso corporal, proceso mejor conocido coloquialmente como "efecto rebote". Especial énfasis aquí en la parte de "buscarán evitar", ya que la activación de dichos mecanismos no necesariamente significa que no se podrá perder peso, o que necesariamente se vaya a dar a cabo la re-ganancia de peso después de la pérdida. Al final del día, la influencia del medio ambiente sobre la persona dictaminará que sucede.

Por ejemplo, si agarramos a una persona que actualmente vive en una sociedad de primer mundo (dígase, por ejemplo, Estados Unidos de América) y la colocamos en un ambiente tercermundista (por ejemplo, alguna de las regiones más pobres de África), es un hecho que esta persona perderá peso corporal, por más que los mecanismos que lo traten de evitar sean activados, es por eso que la modificación (en la medida de lo posible) del ambiente que te rodea, es un factor clave para el éxito en este tipo de intervenciones.

Del mismo modo, si nosotros trasladamos una persona de alguna región pobre de África y la colocamos en un ambiente de un país globalizado como los Estados Unidos de América, subirá de peso.

En segundo lugar, se debe destacar el hecho que no sólo es cosa de bajar el peso que se pudiera tener en exceso, si no mantenerlo, y eso es lo realmente difícil. Para eso necesitamos algún tipo de intervención que nos permita poder conllevar durante más tiempo este nuevo peso para poder reestablecer nuestro *"Set-Point"*.

Existe evidencia que indica que este restablecimiento en nuestro Set-Point podría llegar a tardar hasta un año [5,6].

En algunos esquemas convencionales de planes de alimentación, se pueden llegar a prohibir ciertos alimentos que, para la mayoría de las personas, son alimentos que la gente quisiera consumir en algún punto. Prohibirse totalmente de algo durante mínimo un año (que es una cantidad irreparablemente elevada), no luce como algo que pueda ser realista.

Uno de los ejes que debe llevar cualquier plan de alimentación, es el de poder ser mantenible a lo largo del tiempo y esto se logra no prohibiendo ningún alimento (a menos de que sea clínicamente indispensable). Y es justo aquí donde le veo una ventaja a un protocolo de ayuno intermitente, cabe volver a hacer la pregunta: Podría no ser lo mismo para algunas personas *"comer poco, todo el tiempo"* a *"comer nada, poco tiempo"*.

Maureen McGuire y colaboradores investigaron qué era lo que hacía que las personas recuperaran (o no) el peso perdido, determinando quién era un *"perdedor exitoso"* y quién no. Dentro de los factores de riesgo observados para la re-ganancia del peso perdido se encuentra: tener un historial previo de frecuente reducción y aumento de peso, haber perdido más del 30 % de su peso corporal (una pérdida elevada de peso), disminución de la actividad física (una disminución mayor a 800 kcal semanales de gasto por actividad física), depresión y hábitos alimentarios inadecuados ("desinhibición" dietética y atracones) [7].

Cabe destacar el hecho que uno de los factores asociados a no recuperar el peso perdido en el largo plazo, es conservar ese nuevo peso durante 1 año.

En tercer lugar, quiero hacer un especial énfasis en el ejercicio tanto de fuerza (o resistido) como de resistencia (popularmente conocido como ejercicio cardiovascular) ya que, para fines de crecimiento muscular y anabolismo, queremos activar la vía mTOR. Pero también queremos ir por una predominante activación de las vías AMPK y PGC-1α para una mejoría en nuestra flexibilidad metabólica.

Mi recomendación con esto, en caso de que se desee perder grasa corporal, es mantener el predominio de la vía AMPK (por medio principalmente de un protocolo de ayuno intermitente).

Realizar predominantemente ejercicio de fuerza o resistido que, junto con un adecuado aporte de proteína, conllevará al mantenimiento de la masa muscular y de manera auxiliar, algunos días a la semana realizar ejercicio aeróbico de baja intensidad durante el periodo de ayuno, para optimizar estos procesos relacionados a la biogénesis mitocondrial y mayor oxidación de ácidos grasos.

Debemos recordar que un buen desarrollo de nuestra masa muscular no solo tiene fines estéticos, si no de funcionalidad y de salud metabólica en general, así que la recomendación actual en términos de actividad física es tener este tipo de estímulo con el entrenamiento de fuerza un mínimo de 2 días a la semana [8].

Ahora bien, también debo mencionar el papel de la hormona leptina en el Set-Point.

Debemos recordar que la hormona leptina está fuertemente vinculada al tejido adiposo de una persona ya que es en gran parte producida en éste, y su principal mecanismo de acción gira en torno al metabolismo energético (regulando otras hormonas vinculadas al mismo, como la adrenalina, hormonas tiroideas, entre otras). Mientras más cantidad de grasa corporal tenga la persona, mayores serán los niveles de leptina circulantes [10]. Cabe destacar que las mujeres tienen de 2 a 3 veces más concentraciones de leptina que los hombres, con un mismo porcentaje de grasa corporal [11].

Ante las situaciones de aumentos o disminuciones en las ingestas calóricas, la leptina reaccionará rápidamente, aumentando o disminuyendo sus niveles respectivamente [12].

Retomando el ejemplo previo de la persona que inicia con un régimen de alimentación hipocalórico con el fin de perder grasa corporal, esta disminución en la ingesta calórica hará que rápidamente desciendan los niveles de leptina aún y cuando la cantidad de grasa corporal no haya disminuido.

En general, ante una cantidad de leptina disminuida el cuerpo mandará más señales de hambre, tratando de aumentar la ingesta calórica y, por el otro lado, en casos de leptina aumentada, el cuerpo mandaría menos señales de hambre, tratando de disminuir la ingesta calórica, pero, como veíamos en la primera parte del libro, este efecto de menores señalizaciones de hambre no se da a cabo en la gran mayoría de los casos de personas obesas debido a alguna resistencia a su acción [13]. Como dato, se ha observado que el ejercicio y el aceite de pescado pudieran ayudar a mejorar la sensibilidad a la leptina [14].

Por lo que podemos decir que la leptina realmente no se encarga de evitar la ganancia excesiva de peso corporal, si no que más bien, su rol más fuerte está en evitar la reducción de grasa corporal.

Esto en armonía con el postulado general del Set-Point: será más difícil perder peso que ganarlo y, mientras menos cantidad de grasa se tenga, mucho más fuertes serán los mecanismos de defensa.

Por ejemplo, competidores masculinos de fisicoconstructivismo que están cerca de los límites inferiores de grasa corporal (cerca del 5 %, en el caso de los hombres), no podrían (ni deberían) conservar este bajo porcentaje durante tiempos prolongados debido a la fuerte respuesta hormonal que buscará contrarrestar esto, lo que hace que duren muy poco tiempo en dichos niveles de grasa corporal, y mientras están con esa cantidad tan disminuida de grasa corporal, no se sienten en lo absoluto óptimos.

En pocas palabras, los niveles de leptina están regulados a corto plazo por la ingesta calórica y a largo plazo por la cantidad de grasa corporal que tenga la persona. Bajo este sentido, se han propuesto esquemas de re-alimentación para tratar de contrarrestar los efectos negativos de niveles bajos de leptina, como es el caso de agregar comidas de *refeed* (re-alimentación) que buscan elevar las calorías en ciertos días durante el plan hipocalórico, con el objetivo de tratar de contrarrestar los efectos adversos de dichos planes. De igual forma, ciclar calorías (sobre todo carbohidratos) parece ser una buena estrategia para fines de composición corporal. Estrategia que recomiendo y desarrollo al final de este libro.

Entonces la idea no va tanto hacia aumentar los niveles de leptina, el objetivo sería tratar de evitar que disminuya (en la medida de lo posible) cuando se está en un periodo de reducción de peso corporal y tener una óptima sensibilidad (o respuesta) hacia ella.

Y aquí es cuando se puede traer a la mesa una respuesta alternativa: la relación insulina y leptina.

En el 2004, Robert Lustig publicó en el International Journal of Obesity un artículo titulado *"Obesity, leptin resistance, and the effects of insulin reduction" ("Obesidad, resistencia a la leptina y los efectos de una reducción de insulina"),* donde destaca el hecho de que las personas obesas tienen en su gran mayoría una hiperleptinemia (que viene de la mano con una resistencia a la leptina) así como una hiperinsulinemia (que también viene de la mano con una resistencia a la insulina).

Su postulado es que la hiperinsulinemia tiene un efecto negativo en el hipotálamo y la sensibilidad a la leptina y que, si se disminuyera esta hiperinsulinemia, mejorará la sensibilidad a la leptina y será más llevadera la reducción de peso corporal [15].

De igual forma, Kevin Niswender y colaboradores comparten una idea similar mencionando que tanto la insulina como la leptina tienen funciones similares en sus efectos fisiológicos implicados en la señalización de la adiposidad y que también bien pudieran compartir mecanismos de señalización intracelular en el sitio clave de acción en el hipotálamo, que en caso de anomalías, pudiera causar una resistencia a la acción de ambas hormonas [16], de igual forma un posterior análisis concluyó que en niños con sobrepeso había una asociación significante entre la resistencia a la leptina y la resistencia a la insulina [17].

Si bien, esta relación insulina-leptina tiene mucho más de fondo de lo que actualmente se conoce, hay una asociación que sería difícil de dejar a un lado.

Así que, dado que la flexibilidad metabólica está manifestada en una mejoría a la sensibilidad a la insulina, y que ésta podría estar vinculada también a una mejoría en la sensibilidad a la leptina, el ayuno intermitente y el ejercicio físico *podrían* presentar mejores resultados a largo plazo que un esquema de restricción calórica tradicional.

Resumiendo, nuestro cuerpo va a tratar de mantener cierto peso corporal a través de regular el flujo de energía que entra y sale. Este mecanismo pudiera "romperse" ante cuestiones ambientales como la sobrealimentación y la subalimentación. Sin embargo, es mucho más eficaz cuando se trata de evitar perder grasa corporal.

Si bien, cualquier régimen bajo en calorías pudiera activar esta respuesta, se pudieran tener mejorías al lograr una mayor sensibilidad a la acción de la insulina por medio de mecanismos previamente mencionados en este libro, que se desencadenan a raíz de pasar más periodos de tiempo sin ingerir alimentos, así como el beneficio sinérgico de la actividad física correspondiente.

Para finalizar este apartado, vale la pena recalcar que hablar exclusivamente de calorías sería el mismo error que hablar exclusivamente de hormonas, ambas van de la mano estrechamente, por lo que buscar estrategias que regulen ambas podría ser el mejor camino para seguir.

Ahora entra a escena nuestra estrategia olvidada: el ayuno.

Referencias

1. Harris, R. B. (1990). Role of set-point theory in regulation of body weight. *The FASEB Journal, 4*(15), 3310-3318.

2. Schwartz, M. W., Woods, S. C., Seeley, R. J., Barsh, G. S., Baskin, D. G., & Leibel, R. L. (2003). Is the energy homeostasis system inherently biased toward weight gain?. *Diabetes, 52*(2), 232-238

3. Schwartz, M. W., Woods, S. C., Porte Jr, D., Seeley, R. J., & Baskin, D. G. (2000). Central nervous system control of food intake. *Nature, 404*(6778), 661

4. Sumithran, P., & Proietto, J. (2013). The defence of body weight: a physiological basis for weight regain after weight loss. *Clinical Science, 124*(4), 231-241.

5. Wing, R. R., & Hill, J. O. (2001). Successful weight loss maintenance. *Annual review of nutrition, 21*(1), 323-341.

6. Rosenbaum, M., Hirsch, J., Gallagher, D. A., & Leibel, R. L. (2008). Long-term persistence of adaptive thermogenesis in subjects who have maintained a reduced body weight–. *The American journal of clinical nutrition, 88*(4), 906-912.

7. McGuire, M. T., Wing, R. R., Klem, M. L., Lang, W., & Hill, J. O. (1999). What predicts weight regain in a group of successful weight losers?. *Journal of consulting and clinical psychology, 67*(2), 177.

8. Pedersen, B. K., & Febbraio, M. A. (2012). Muscles, exercise and obesity: skeletal muscle as a secretory organ. *Nature Reviews Endocrinology, 8*(8), 457.

9. Garber, C. E., Blissmer, B., Deschenes, M. R., Franklin, B. A., Lamonte, M. J., Lee, I. M., ... & Swain, D. P. (2011).

American College of Sports Medicine position stand. Quantity and quality of exercise for developing and maintaining cardiorespiratory, musculoskeletal, and neuromotor fitness in apparently healthy adults: guidance for prescribing exercise. *Medicine and science in sports and exercise, 43*(7), 1334-1359.

10. Sinha, M. K., & Caro, J. F. (1998). Clinical aspects of leptin. In *Vitamins & Hormones* (Vol. 54, pp. 1-30). Academic Press.

11. Hickey, M. S., Israel, R. G., Gardiner, S. N., Considine, R. V., McCammon, M. R., Tyndall, G. L., ... & Caro, J. F. (1996). Gender differences in serum leptin levels in humans. *Biochemical and molecular medicine, 59*(1), 1-6.

12. Chin-Chance, C., Polonsky, K. S., & Schoeller, D. A. (2000). Twenty-four-hour leptin levels respond to cumulative short-term energy imbalance and predict subsequent intake. *The Journal of Clinical Endocrinology & Metabolism, 85*(8), 2685-2691.

13. Jéquier, E. (2002). Leptin signaling, adiposity, and energy balance. *Annals of the New York Academy of Sciences, 967*(1), 379-388.

14. Dyck, D. J. (2005). Leptin sensitivity in skeletal muscle is modulated by diet and exercise. *Exercise and sport sciences reviews, 33*(4), 189-194.

15. Lustig, R. H., Sen, S., Soberman, J. E., & Velasquez-Mieyer, P. A. (2004). Obesity, leptin resistance, and the effects of insulin reduction. *International journal of obesity, 28*(10), 1344.

16. Niswender, K. D., & Schwartz, M. W. (2003). Insulin and leptin revisited: adiposity signals with overlapping physiological and intracellular signaling capabilities. *Frontiers in neuroendocrinology, 24*(1), 1-10.

17. Steinberger, J., Steffen, L., Jacobs Jr, D. R., Moran, A., Hong, C. P., & Sinaiko, A. R. (2003). Relation of leptin to

insulin resistance syndrome in children. *Obesity research, 11*(9), 1124-1130.

PARTE III: La estrategia olvidada

"Cualquiera puede ejercer la magia y alcanzar sus objetivos si sabe pensar, si sabe esperar y si sabe ayunar"

Hermann Hesse - Siddhartha

Replanteando al ayuno como estrategia

Dado el mapa fisiológico de todo lo anteriormente plasmado, es lógico pensar que ha habido quienes han propuesto estrategias basadas en ayuno (o periodos alargados de no ingesta calórica), tanto para fines de estética corporal como para fines de salud. Si bien, conocemos los procesos fisiológicos que hablan de posibles beneficios a través de distintos mecanismos a nivel celular que promoverían un mejor estado de salud, también debemos observar la evidencia cuando se aplican estas estrategias a poblaciones para observar si los beneficios se manifiestan o no. Tanto en términos de composición corporal, como en términos de salud.

Sólo como nota introductoria, cabe identificar algunos conceptos. Primero, la diferencia entre ayuno y ayuno intermitente, la cual radica en que la primera se basa en el cese voluntario de la ingesta de alimentos por determinado tiempo y cuando se ingieren alimentos, se rompe el ayuno.

Mientras que el ayuno intermitente se refiere a periodos de intervalos entre ingestas y no ingestas, lo que significaría algo que se realizaría de forma continua, alternando los tiempos en los que comes con los que no. Ambos buscan principalmente disminuir la ingesta calórica con el fin de bajar peso (que adecuadamente dirigido, se bajará de grasa corporal, más acerca de esto en la última parte de este libro) por medio del déficit energético.

Si bien, los objetivos principales del ayuno intermitente pudieran ser enfocados a la pérdida de peso y mejorías en el estado de salud, también hay quienes proponen que pudiera ser buena estrategia para aumentar masa muscular, con el aporte calórico que correspondería.

El segundo concepto es la restricción calórica continua, que es el método convencional de intervención dietética para bajar de peso, la cual se basa en disminuir calorías diariamente, de una manera estable para lograr este déficit energético. Este es el método convencional y socialmente más aceptado para fines de reducción de peso corporal.

Cabe destacar que ambas estrategias pueden funcionar para la reducción de peso porque simple y sencillamente, buscan uno de los aspectos más importantes para bajar de peso: el déficit calórico. Sin embargo, cabe destacar el hecho de que el factor hormonal puede influir enormemente no sólo en la tasa de velocidad de reducción de peso, sino que también en lo que será perdido (ya sea grasa corporal o masa muscular), por lo que el manejo de los tiempos de alimentación cobra mayor relevancia. Por ejemplo, los carbohidratos después del entrenamiento (sobre todo tras haber tenido una ventana de no-alimentación grande) pueden ser mejor asimilados por la acción de la insulina, por lo que recomiendo que gran parte de tus carbohidratos del día sean ingeridos en la comida post-entrenamiento.

En este contexto, la pregunta ya no es ¿funciona el ayuno intermitente?, la pregunta ahora sería "¿funciona mejor el ayuno intermitente para bajar de peso que otro tipo de intervenciones dietéticas de restricción calórica?", y antes de pasar a tratar de resolver esas incógnitas, debemos ver cuáles son las estrategias actuales que se han propuesto con respecto a intervenciones en ayuno intermitente.

El primero de ellos es el ADF (por sus siglas en *inglés "Alternate Day Fasting"*, que podría ser traducido como *"Ayuno en Días Alternos"*), el cual se basa en alternar días de no ingesta calórica con días de ingesta, usualmente en lapsos de 24 horas. Por ejemplo, todo el lunes tengo una ingesta normal de alimentos, usualmente sin ningún tipo de restricción durante 24 horas para eventualmente el martes, restringir mi ingesta calórica a un mínimo, usualmente pueden ser 0 calorías o en algunos protocolos pueden ser 500 o 600 calorías. El miércoles comería otra vez *ad libitum*.

Otro método es el de ayunar 24 horas una o dos veces a la semana, en días no consecutivos. Popularizado por Brad

Pilon en su libro *"Eat Stop Eat"*, este protocolo también puede ser llamado como *"Whole Day Fasting"* o en español podría ser traducido coso *"Ayuno de un Día"*.

Otro protocolo es el *"Time Restricted Feeding" (TRF)*, que en español podríamos traducir como "Alimentación con Tiempo Restringido", el cual se basa en tener una "ventana" de tiempo en la cual realizar tu ingesta de alimentos, contrastada con otra ventana de tiempo donde no hay ingesta, repartiendo las 24 horas del día entre las dos fases. Por lo general el periodo de ayuno dura de entre 16 a 20 horas y el periodo de alimentación de 4 a 8 horas, la práctica del Ramadán entre los musulmanes es la forma más estudiada de este protocolo de ayuno.

"La Dieta del Guerrero" (traducido del inglés *"The Warrior Diet"*), propuesta por Ori Hofmekler es un protocolo en gran parte basado en el TRF, el cual consiste en tener una o dos ingestas al día en una ventana de tiempo de 4 a 6 horas, algunas pocas horas antes de dormir.

El método *"Lean Gains"* (que podríamos traducir como *"Ganancias Magras"*) popularizado por Martin Berkhan es otro TRF, pero con una mayor ventana de alimentación, que es de 8 horas de duración y por lo tanto una ventana de no alimentación con una duración de 16 horas. También podríamos encontrar este método bajo el nombre de "16/8". Este es uno de los protocolos de ayuno intermitente más populares entre la industria fitness y con justa razón, ya que también se enfoca en la cuestión calórica y de repartición de macronutrientes (cosa que muchos dejan a un lado, o con menos importancia), así como otros detalles más que lo hacen ser, en mi opinión, un método más apropiado para llevarlo a cabo junto con un régimen de entrenamiento físico.

Todos los métodos anteriores tienen evidencia científica detrás de ellos que demuestran su efectividad [1,2,3,4,5].

La revisión sistemática de Seimon y colaboradores [6], se encargó de hacer un análisis del conjunto de evidencia comparativa entre protocolos tradicionales de restricción calórica y protocolos de restricción calórica intermitente (o ayuno intermitente como tal). De esta revisión, podemos destacar algunos puntos importantes.

En primera instancia, se concluye que ambos esquemas mostraron una similar reducción de peso, disminución en la circunferencia de cintura, masa grasa y pérdida de masa libre de grasa, así como la proporción de personas que abandonaron el estudio, concluyendo que tanto la restricción calórica tradicional, como los protocolos de ayuno intermitente pudieran funcional con igualdad de eficacia.

Sin embargo, también se reporta que, en los protocolos de ayuno intermitente, el deseo de comer (o sensación de hambre, en otras palabras) fue comparativamente menor que en los protocolos tradicionales, una posible explicación que se ofrece es la mayor producción de cetonas. Aquí puedo agregar la anotación de posiblemente también a causa de una mejor respuesta a la acción de la leptina.

Esto no es para menos, una menor sensación de hambre es una verdadera herramienta de utilidad para conllevar un plan de alimentación enfocado a bajar grasa corporal, sobre todo en un inicio y en el largo plazo. Y cuando hablo de largo plazo, me refiero a lo más cercano al resto de tu vida. Aspecto crucial cuando se habla de tratar de evitar la re-ganancia del peso perdido.

Recientemente, en el 2018 en el International Journal of Obesity, ha salido a la luz el estudio MATADOR (*"Minimising Adaptative Thermogenesis and Deactivating Obesity Rebound"* que podría traducirse como *"Minimizador de Adaptaciones de Termogénesis y Desactivador del Rebote de la Obesidad"*) en el que el principal objetivo era tener una comparativa entre protocolos de restricción calórica tradicionales (un déficit continuo de energía) y protocolos intermitentes de restricción calórica en dos aspectos: en cuáles habría más pérdida de peso y si habría alguna diferencia en las adaptaciones regulatorias ante la pérdida de peso, para lo cual midieron la tasa metabólica en reposo, esto en hombres con obesidad [7].

La reducción calórica fue del 33 % con respecto a sus calorías de mantenimiento, y la ingesta calórica era ajustada cada 4 semanas de acuerdo con los cambios que se observaron en la tasa metabólica en reposo, esto con el fin de mantener un relativamente constante déficit.

Es de destacar el hecho de que, en el grupo de Restricción Calórica Intermitente, 2 semanas se seguía el déficit calórico y después se realizaba otro bloque de 2 semanas con aporte de calorías en mantenimiento.

Dentro de los resultados, destaca el hecho de que las personas en el grupo de RCI (Restricción Calórica Intermitente) tuvieron una mayor pérdida de peso con una pérdida de masa libre de grasa similar al grupo en RCC (Restricción Calórica Continua).

Además, en el grupo en RCI, a pesar de que hubo una mayor pérdida de peso, la tasa metabólica en reposo disminuyó significantemente menos a comparación del otro grupo (después del ajuste por peso total y masa libre de grasa).

También destacan el hecho de que a pesar de que ambos grupos ganaron peso después de la intervención, a los 6 meses después de concluida la intervención, los participantes del grupo en RCI tuvieron una reducción (promedio) de 8.1 kg mayor a comparación del grupo en RCC.

Ahora bien, cabe resaltar el hecho de que este protocolo difiere de protocolos de investigación anteriores en el que se han usado modelos más similares al del ayuno intermitente, por lo que extrapolar estos resultados a intervenciones de ayuno intermitente como tal, no sería correcto.

Sin embargo, pudiera arrojarnos una línea de investigación que iría de la mano en que probablemente, en ciertos casos y con sus debidas pautas, pudiera haber una mejor respuesta ante restricciones calóricas intermitentes (en este caso en bloques de 2 semanas) a diferencia de restricciones calóricas constantes, sobre todo cuando se trata de contrarrestar las adaptaciones metabólicas adaptativas.

Entonces, es claro que esta estrategia de ayuno intermitente tiene utilidad, sobre todo cuando se trata de disminución de grasa corporal, pero podemos hacernos las preguntas: *¿Qué hay con el ayuno y los beneficios a la salud?*, así como *¿Qué hay con relación al entrenamiento, sobre todo aquel enfocado a la modificación de la composición corporal?*

Sin entrar a detalles, pero siguiendo la línea de lo expuesto en previos capítulos, la alimentación con tiempo restringido puede mejorar aspectos de salud y presenta evidencia preliminar tanto en ratones como en humanos.

Dentro de los beneficios no sólo se encuentra la mejoría en parámetros antropométricos, también se encuentran posibles beneficios en los sistemas cardiovascular y cerebrovascular [8], mejoría en la sensibilidad a la acción de la insulina [9], resistencia incrementada en las neuronas a estresores excitotóxicos [10,11] y mayor longevidad [12].

Si bien, la evidencia no es concluyente, empieza a haber cada vez más vínculo entre optimizar el balance entre tiempos de alimentación con tiempos de no-alimentación y una mejoría en varios parámetros de salud.

Por otro lado, con relación al ayuno intermitente vinculado a la modificación óptima de la composición corporal, todo resulta más complejo ya que se agrega otra variable con la que sería difícil tener un control en los estudios científicos.

Sin embargo, un protocolo de investigación a cargo de Tatiana Moro y colegas [5], analizó la estrategia de Martin Berkhan de Leangains, la cual consiste en 16 horas de ayuno con 8 horas de ventana de alimentación, protocolo mucho más enfatizado a una mejoría en la composición corporal.

En el estudio, se separaron a los sujetos en dos grupos, en el primero seguirían el protocolo de comer sus calorías dentro de una ventana de 8 horas, y el otro siguiendo un patrón más tradicional de 3 comidas en el día durante todo el día. Se trataba de hombres jóvenes (de 20 a 30 y pocos años) con experiencia de por lo menos 5 años en el mundo del gimnasio.

Las calorías que ingerían eran calorías de mantenimiento, determinadas para cada uno de ellos según sus patrones anteriores de alimentación y dentro del protocolo se les estandarizó un entrenamiento de 3 días a la semana. El estudio duró 8 semanas.

Dentro de los resultados destaca el hecho que el grupo que hizo ayuno intermitente (AI) disminuyó un promedio de 1.6 kg de grasa corporal, mientras que grupo con la dieta normal (DN) no tuvo cambios. De igual forma, los participantes en el grupo de AI aumentaron su press banca en cerca de 3.3 kg, lo cual es bastante bueno considerando que sus números previos oscilaban en los 107 – 110 kg. Los participantes en el grupo DN, tuvieron un aumento de tan solo 0.7 kg.

En pocas palabras: las personas dentro del grupo de AI aumentaron fuerza (que de entrada estaba decentemente elevada) mientras disminuían grasa corporal, el sueño de todos.

Otro punto interesante es que en el grupo de AI aumentaron los niveles de adiponectina. La adiponectina es una hormona / proteína cuyos niveles bajos en el cuerpo humano se han vinculado con resistencia a la insulina, diabetes tipo II y enfermedades cardiovasculares [13]. Así que este aumento de adiponectina se interpreta como algo positivo.

Por último, cabe destacar que se observaron mejorías en algunos biomarcadores como la reducción en la glucosa sanguínea e insulina basal, así como disminución de TNF-α (Factor de Necrosis Tumoral Alfa) y de IL-1β (Interleucina 1 Beta), ambos marcadores de inflamación.

Entonces: *¿Es mejor un protocolo de ayuno intermitente que un esquema convencional de alimentación, en términos de composición corporal y salud?*

Muy pronto para decirlo, pero cuando se trata de recomposición corporal, aparentemente hay ciertos beneficios de los protocolos de ayuno intermitente, a comparación de una restricción calórica tradicional, especialmente en el largo plazo y en la regulación hormonal.

Aunque en cuestión científica hay poca evidencia que hable de mejores resultados en áreas de recomposición corporal (como la anterior, que mostró una luz un poco más brillante en el grupo de ayunadores), si existe más evidencia de carácter de testimonios de personas que han llevado a cabo protocolos similares y han visto mejores resultados que con otro estilo de intervenciones previamente realizados.

Si bien, la evidencia empírica carece de rigor, al final del día la evidencia empírica también es considerada evidencia.

También debemos tomar en cuenta otros factores que muchas veces la fisiología metabólica estricta ignora, como es el caso del apego al plan, de la sensación de tranquilidad que pudiera tener el no tener que sentirse en la obligación de comer, entre otras posibles ventajas de carácter psicológico y social que esto representaría.

Por ejemplo, aprender a distinguir entre verdadera hambre fisiológica y hambre social (o antojos), es una de las experiencias que muchas personas han experimentado tras seguir un protocolo de ayuno intermitente, lo cual se podría traducir en una mejor relación con los alimentos.

En conclusión, si el objetivo es la recomposición corporal, le veo más potenciales ventajas a un protocolo de ayuno intermitente que a un protocolo tradicional de restricción calórica continua.

Ahora bien, en cuestión de seguir un protocolo de ayuno intermitente con fines de mejoría en la salud, hay más información que nos dice que el tener ventanas de no-alimentación más grandes que la norma actual, pudiera conferir beneficios, siempre y cuando dentro de las ventanas de alimentación tengamos un criterio adecuado de los alimentos que elegimos.

Implementar un protocolo de ayuno intermitente ayudaría en la regulación de la ingesta calórica, en la mejoría en el perfil hormonal y en el buen aprovechamiento de los nutrientes ingeridos, además de la facilidad en su implementación y el bajo costo económico que conlleva.

Así que, modificar positivamente el balance entre los periodos de ingesta y no-ingesta calórica, es una herramienta que debería tener un peso más fuerte del que tiene actualmente, sobre todo cuando consideramos que las acciones a nivel salud pública que se han hecho con anterioridad han carecido de resultados positivos, siendo necesaria otra respuesta.

Con esta estrategia olvidada, la estética corporal y la salud pueden modificarse positivamente y realmente no es tan complicado. Cerraré este capítulo ofreciendo unos lineamientos generales que podrían resumir (en gran parte) cómo seguir positivamente un protocolo de ayuno intermitente: restringe las horas en las que comes, cuando comas haz énfasis en alimentos naturales y come hasta la saciedad, evita al máximo los alimentos ultraprocesados (de la industria alimentaria), consume abundantes vegetales, ten un adecuado aporte de proteína, aumenta tu consumo de omega 3, haz actividad física con regularidad, tu comida más pesada hazla después de tu sesión de ejercicio, disfruta las reuniones sociales, minimiza el estrés de tu día a día, duerme bien y disfruta la vida.

Referencias

1. Tinsley, G. M., & La Bounty, P. M. (2015). Effects of intermittent fasting on body composition and clinical health markers in humans. *Nutrition reviews, 73*(10), 661-674.

2. Varady, K. A., Bhutani, S., Klempel, M. C., Kroeger, C. M., Trepanowski, J. F., Haus, J. M., ... & Calvo, Y. (2013). Alternate day fasting for weight loss in normal weight and overweight subjects: a randomized controlled trial. *Nutrition journal, 12*(1), 146.

3. Heilbronn, L. K., Smith, S. R., Martin, C. K., Anton, S. D., & Ravussin, E. (2005). Alternate-day fasting in nonobese subjects: effects on body weight, body composition, and energy metabolism. *The American journal of clinical nutrition, 81*(1), 69-73.

4. Keogh, J. B., Pedersen, E., Petersen, K. S., & Clifton, P. M. (2014). Effects of intermittent compared to continuous energy restriction on short-term weight loss and long-term weight loss maintenance. *Clinical obesity, 4*(3), 150-156.

5. Moro, T., Tinsley, G., Bianco, A., Marcolin, G., Pacelli, Q. F., Battaglia, G., ... & Paoli, A. (2016). Effects of eight weeks of time-restricted feeding (16/8) on basal metabolism, maximal strength, body composition, inflammation, and cardiovascular risk factors in resistance-trained males. *Journal of translational medicine, 14*(1), 290.

6. Seimon, R. V., Roekenes, J. A., Zibellini, J., Zhu, B., Gibson, A. A., Hills, A. P., ... & Sainsbury, A. (2015). Do intermittent diets provide physiological benefits over continuous diets for weight loss? A systematic review of clinical trials. *Molecular and cellular endocrinology, 418,* 153-172.

7. Byrne, N. M., Sainsbury, A., King, N. A., Hills, A. P., & Wood, R. E. (2018). Intermittent energy restriction improves

weight loss efficiency in obese men: the MATADOR study. *International journal of obesity*, *42*(2), 129.

8. Mattson, M. P., & Wan, R. (2005). Beneficial effects of intermittent fasting and caloric restriction on the cardiovascular and cerebrovascular systems. *The Journal of nutritional biochemistry*, *16*(3), 129-137.

9. Halberg, N., Henriksen, M., Soderhamn, N., Stallknecht, B., Ploug, T., Schjerling, P., & Dela, F. (2005). Effect of intermittent fasting and refeeding on insulin action in healthy men. *Journal of applied physiology*, *99*(6), 2128-2136.

10. Anson, R. M., Guo, Z., de Cabo, R., Iyun, T., Rios, M., Hagepanos, A., ... & Mattson, M. P. (2003). Intermittent fasting dissociates beneficial effects of dietary restriction on glucose metabolism and neuronal resistance to injury from calorie intake. *Proceedings of the National Academy of Sciences*, *100*(10), 6216-6220.

11. Mattson, M. P., Longo, V. D., & Harvie, M. (2017). Impact of intermittent fasting on health and disease processes. *Ageing research reviews*, *39*, 46-58

12. Anton, S. D., Moehl, K., Donahoo, W. T., Marosi, K., Lee, S. A., Mainous III, A. G., ... & Mattson, M. P. (2018). Flipping the metabolic switch: understanding and applying the health benefits of fasting. *Obesity*, *26*(2), 254-268

13. Guerre-Millo, M. (2008). Adiponectin: an update. *Diabetes & metabolism*, *34*(1), 12-18.

Mitos, malentendidos y preguntas frecuentes acerca del ayuno

¿Ayunar es *morirse de hambre?*

Primero que nada, el ayuno es voluntario. Y este mero principio es de suma relevancia en el contexto de este libro.

Hay personas cuyas circunstancias las orillan a no tener ingesta de alimentos por periodos prolongados de tiempo, dando lugar a lo que se conoce como *'inanición'*. El ayuno no es inanición.

Hay una enorme diferencia entre cesar el consumo de alimentos de forma voluntaria a realizarlo de forma involuntaria, la principal diferencia siendo el control que se tiene sobre la situación. No es lo mismo no tener ni idea de cuándo será tu próxima comida a tener completo control sobre el cese o comienzo de las ingestas. El estrés mental y el ayuno no se llevan bien.

Técnicamente hablando, el esquema típico de alimentación actual conlleva cerca de 8 horas de ayuno (los que se destinan usualmente al sueño) y 16 horas de alimentación. Así que, en cierto modo, todos ayunamos en un día a día a mayor o menor medida. Y como la evidencia nos lo ha mostrado bajo un contexto de vida globalizada y en personas sin uso de hipoglucemiantes, difícilmente uno se verá afectado de no consumir alimentos por 8 horas.

Ahora bien, cuando hablamos de ayuno como estrategia nutricional, no estamos hablando de 8 horas, estamos hablando de más. Y si bien, el caso de Angus (que expongo en el primer capítulo) que duró 382 días sin ingerir alimentos fue algo totalmente extraordinario e inusual, nos plantea el ejemplo perfecto que el cuerpo humano no solo puede lidiar correctamente con periodos prolongados de cese en la ingesta calórica, sino que, hasta cierto punto está hecho para eso.

Morirse de hambre es un término que se ha acuñado en una sociedad actual donde abundan los alimentos ultraprocesados, diseñados perfectamente para hacernos desearlos y apoyados enteramente por una industria publicitaria que nos hace recordar su existencia con relativa frecuencia. Afortunadamente es probable que la mayoría de nosotros (dando por hecho que, si estás leyendo esto, tienes internet y a su vez tomando eso como una característica de un poder adquisitivo estable) no hayamos experimentado verdaderamente lo que es el "hambre". Solo deseos o antojos que vienen más de la mano con el consumo de productos diseñados específicamente para esto.

Dentro de los potenciales beneficios del ayuno está el de saber hacer la distinción entre hambre y apetito.

¿Ayunar es peligroso?

En el año 2003, con fines de entretenimiento y de demostrar fortaleza física y mental, el mago David Blaine llevo a cabo un ayuno de 44 días en los que sólo ingería agua natural, periodo en el cual perdió 25 % de su peso corporal (24.5 kg), una cifra peligrosamente alta. Su glucosa y colesterol sanguíneos permanecieron en cifras normales, pero desarrolló edema y síndrome de realimentación.

Durante este tiempo, Blaine fue suspendido en una caja de *Plexiglass* donde todo mundo podía observarlo. Las opiniones se dividían, había quienes estaban a favor del acto y había quienes se manifestaban totalmente en contra. Miles de personas lo veían diariamente e incluso algunos se organizaban para tocar tambores en las noches y evitar que durmiera [1].

La vida de Blaine estuvo en riesgo, no sólo por la peligrosamente elevada cantidad de 44 días de ayuno (en este caso con fines de entretenimiento) si no por el contexto en que se realizó: Estar confinado a un espacio reducido de aproximadamente 2 x 2 metros en el que no sólo no puedes caminar, si no tampoco ponerte de pie, junto con el cese de ingesta de nutrientes en lo absoluto va a causar estragos, indiscutiblemente.

Uno de los requisitos para mantener la masa muscular durante periodos de déficits calóricos es tener el estímulo mecánico adecuado para que los músculos trabajen y se manden las señales fisiológicas de permanecer ahí, de lo contrario habrá pérdida muscular.

Otro aspecto de esta hazaña que vuelve peligroso el ayuno es la duración. 44 días es un número muy elevado y más aún si no se acompaña con un suministro adecuado de electrolitos (los ayunos muy prolongados requieren del ingreso de ciertos micronutrientes, y para fines de composición corporal y *"fitness"*, estos ayunos son totalmente innecesarios y contraindicados).

Como toda estrategia dietética, el ayuno puede realizarse correcta o incorrectamente y esto lo puede hacer seguro o peligroso. Pasar un tiempo sin ingerir alimentos puede ser un agente estresor al organismo, pero esto no necesariamente lo hace malo. Retomando el concepto de hormesis, cabe recordar que la restricción en los tiempos de ingesta, así como el ejercicio físico, pueden conferir beneficios aplicados en sus debidas medidas.

Masoro ha identificado a la restricción calórica como el mecanismo dietético más importante para fines de mejoría en la salud [2].

¿El desayuno es la comida más importante del día?

Tal vez hayas escuchado esta popular frase que si bien, puede aplicar a niños en crecimiento y otras poblaciones especiales, para la mayoría de nosotros resulta no ser tan válida. Cuenta de esto está en las elevadas cifras de obesidad de la actualidad. Claro que hay muchos más factores de fondo en la etiología de la obesidad, sin embargo, para ciertas personas saltarse el desayuno podría representar beneficios de relevancia que atacarían varios ángulos del problema.

En primera, la reducción calórica que representaría saltarse el desayuno podría representar una diferencia entre la ganancia o la reducción del peso corporal.

En segunda, estar más tiempo en modo "uso de reservas" y los factores hormonales que esto conlleva. Una disminución de la secreción de la insulina, que viene relacionado a una mejoría en su acción, un aumento en hormona del crecimiento (la cual tiene una acción lipolítica) y mayor activación del sistema nervioso simpático (y aumento en las correspondientes hormonas apodadas catecolaminas), que conllevaría a una mayor degradación de ácidos grasos como combustible.

En tercera, el potencial beneficio psicológico de poder iniciar el día sin la necesidad de preocuparse por la preparación de alimentos a primera hora del día, y enfocarse en actividades laborales que puedan tener más relevancia.

Salvo ciertos casos, saltarse el desayuno generalmente no representaría algo negativo, incluso podría haber beneficios.

¿Ayunar hará que mi metabolismo se disminuya y/o se me dañe?

Durante mi formación profesional, se me dijo extenuantemente que todo buen régimen de alimentación tenía como base 5 comidas al día, en algunas veces incluso más. No lo cuestioné, ya que lo escuchaba por parte de todos mis profesores y de igual forma lo escuchaba en distintos medios de comunicación masiva, sería muy tonto de mi parte cuestionar una *"verdad tan cierta"*. Y más aún en el mundo del llamado fitness y la modificación de la composición corporal, cobraba aún más peso este tema referente a la frecuencia de alimentación ya que era bien sabido que si pasaban algunas horas en las que no consumías alimentos, tu cuerpo comería su propio músculo y además entrarías en modo *supervivencia*, dando más pie a almacenar grasa corporal debido a una disminución en tu tasa metabólica.

Este argumento, podría ser clasificado en los comúnmente denominados: *'mitos de la nutrición'*. Ahora bien, lo que podemos clasificar como *mito*, no es más que una verdad a medias, la cual tendría que ser analizada un poco más a detalle para ver cuál podría ser la parte de cierta y la parte de no tan cierta.

Gran parte de este malentendido se lo podemos atribuir al Minnesota Starvation Experiment (a cargo de Ancel Keys, estudio del cual hablo en el primer capítulo). El punto que destacar es la disminución reportada de la tasa metabólica en los sujetos del experimento.

Pero vamos a recordar algo, el experimento duró meses, con una restricción calórica exacerbada y prolongada. Y como ya veíamos en un capítulo anterior, dichos cambios en el metabolismo se deben a respuestas que están tratando de evitar que eso continúe, de forma que este reducido número de calorías que entran, sean aprovechadas al máximo (si se disminuye el metabolismo, el requerimiento energético ahora es menor, lo cual hace que, si continuara perpetuamente este déficit, la persona podría potencialmente vivir más tiempo). Este término ha recibido el nombre de "modo supervivencia" o "modo ahorro" (del inglés *"starvation mode"*).

Lamentablemente, hay mucha diferencia entre el modo "supervivencia" (*"starvation mode"*) como respuesta a una situación hipocalórica prolongada y lo que pudiera pasar si te saltas una o dos comidas, de hecho, se ha observado que puede suceder totalmente lo contrario: una mayor activación del sistema nervioso simpático, acompañada de aumentos en adrenalina y noradrenalina las cuáles tendrían un efecto en el aumento de la tasa metabólica.

Sintetizando un poco, la tasa metabólica puede disminuir como respuesta a ingestas calóricas disminuidas prolongadas, pero no ante una disminución en la frecuencia de alimentación en un día a día.

¿Ayunar cataboliza el músculo?

Esta es una interesante pregunta, ya que hay muchos factores en juego que pueden intervenir para la "pérdida muscular" o "catabolismo muscular". De entrada, quiero recalcar el hecho de que el estímulo mecánico (entrenamiento de fuerza o resistido) y la ingesta proteica adecuada son indiscutiblemente piezas clave para evitar la degradación del tejido músculo esquelético.

Ahora, remontándonos un poco en lo referente a metabolismo, sabemos bien que sí puede haber degradación muscular tras periodos prolongados de ayuno total, como mecanismo para la gluconeogénesis y eventual supervivencia.

Lo que mucha gente desconoce, es que dichos periodos son mucho más largos que unas simples horas de ayuno, dando por hecho una ingesta dietética previa adecuada. De manera muy general, para que el cuerpo necesite crear nueva glucosa a partir de compuestos que no son carbohidratos (gluconeogénesis), principalmente tendría que vaciar primero su glucógeno hepático, lo cual puede variar según la ingesta dietética previa y los niveles de actividad física.

En general, tras el ayuno y una baja actividad física, tardaría de 16 a 24 horas en vaciarse este glucógeno. Una actividad física demandante, podría vaciarlo en menos tiempo. Dentro de los compuestos que pueden ser convertidos a glucosa, se encuentra el lactato, el piruvato, el glicerol y algunos aminoácidos como la alanina o la glutamina.

Esto significa que no sólo se tomarán aminoácidos del cuerpo para suministrar energía, sino que, en cierta medida, también se utilizarán triglicéridos (tres ácidos grasos unidos a un glicerol) de las reservas corporales para este proceso.

Se dice que el aporte de carbohidratos (principalmente durante la actividad física) son "ahorradores" de masa muscular por este efecto anti-catabólico, lo cual es cierto, pero de igual forma son "ahorradores" de tejido adiposo (ya que se dará prioridad a la utilización de estos carbohidratos antes que otros combustibles, como los triglicéridos), aspecto que no se menciona tanto.

El cuerpo tiene mecanismos para potencialmente almacenar gran cantidad de energía en el cuerpo (lipogénesis) con el fin de utilizarlas según se necesiten en algún futuro de carencia. Cuando suceda este periodo de escasez alimentaria, el cuerpo utilizará las reservas de ácidos grasos en mucho mayor medida que otros compuestos (como las reservas de proteína en la masa muscular).

Veámoslo de esta manera, tu vives en una cabaña, aislado de la sociedad, y durante el verano y otoño cortas leña y la vas guardando para poderte mantener caliente durante el invierno. Supongamos que llega el invierno, y en lugar de utilizar la leña que estuviste almacenando para hacer una fogata y mantenerte caliente, mantienes el fuego aventando tus muebles a la fogata. El cuerpo es más inteligente que eso.

Dicho esto, cabe destacar que, para fines de estética corporal, preservación máxima de masa muscular y como herramienta para crear un déficit energético, los ayunos continuos de más allá de 18 horas pueden no ser la mejor estrategia, y de igual forma, sería recomendable tener una ingesta previa de 10 g de *BCAA's* (o una toma de proteína de suero de leche) si se va a entrenar luego de haber pasado 14 horas o más sin ingesta calórica. Esto con el fin de optimizar la concentración circulante de aminoácidos.

¿Comer frecuentemente acelera mi metabolismo?

Un metaanálisis que analizó la frecuencia de ingestas en el día y la tasa metabólica (medida con los métodos más precisos) concluyó que no hay diferencia entre comer poco a lo largo del día o comer mucho pocas veces en el día, tomando en cuenta una igualdad en calorías totales [3].

Asimismo, no es necesario comer 5 (o más) veces al día y en mi observación personal, muchas veces es un agente de estrés innecesario al preocuparse por la elaboración y transporte de los alimentos para su disponibilidad en su consumo cada 3 horas, siendo que, para fines de aumentar el gasto energético, es totalmente innecesario.

Otro punto relevante es que pudiera haber una mayor sensación de saciedad al realizar 2 comidas de 1200 kcal cada una, a comparación de 5 comidas de 480 kcal cada una, dando por sentado un aporte diario de 2400 kcal al día.

¿Sólo se absorben 30 g de proteína por ingesta?

Esta pregunta abarca gran contexto detrás.

La tasa de absorción será mayor si las ingestas son reducidas en frecuencia y elevadas en proteína por ingesta y la tasa de absorción será menor si las ingestas son elevadas en frecuencia y reducidas en proteína por ingesta. En pocas palabras, el cuerpo se adaptará inteligentemente según el suministro de proteína que tenga, la única diferencia siendo que, si consumes "mucha" proteína en una sola comida, el cuerpo tardará más en digerirla [4].

¿Qué puedo comer durante mi ayuno?

Técnicamente nada, ya que se trata de un cese en la ingesta calórica. Los líquidos sin calorías como el agua o el té se recomiendan ampliamente y en algunos casos las bebidas con edulcorantes no calóricos (depende principalmente de tu gusto y tolerancia personal, si por alguna razón te da hambre tras el consumo de estas bebidas, sería mejor no tomarlas).

Algunos autores plantean el consumo de grasas durante un ayuno y metabólicamente hablando, este aporte pudiera no interrumpir en los procesos deseados con un ayuno (al no elevar mucho la insulina y mantener un estado de mayor utilización de ácidos grasos, similar a las dietas cetogénicas), por ejemplo, un café con algo de crema espesa, mantequilla y/o aceite de coco, como el llamado "café a prueba de balas". Sin embargo, dicha preparación pudiera contener gran cantidad de calorías, cosa que debería ser tomada en cuenta si se opta por su consumo.

¿Se me va a bajar el azúcar?

Afortunadamente nuestro hígado puede alimentar a nuestro torrente sanguíneo para evitar alguna hipoglucemia, que, si bien es una condición de cuidado, para la mayoría de las personas sin patologías y sin consumo de hipoglucemiantes, no es algo que sea común.

Así que, a nivel general, estamos capacitados para poder lidiar exitosamente con periodos de no-alimentación prolongados, aún y con actividad física [5,6,7].

¿Las mujeres también pueden ayunar?

Las mujeres comparten muchas similitudes con los hombres, sin embargo, hay ciertos detalles que las hacen peculiarmente diferentes fisiológicamente, sobre todo con relación al perfil hormonal.

Dentro de las diferencias de relevancia, en contexto de este libro, podemos destacar el hecho de que naturalmente tienen más niveles de grasa corporal y menos de masa muscular, aspecto también vinculado a los distintos perfiles hormonales.

De igual forma, la pulsatilidad de ciertas hormonas puede marcar ciertas diferencias durante el ciclo menstrual con relación a sensibilidad a la insulina y utilización de sustratos energéticos, aspectos que se cubren más a fondo en otras obras.

Sin embargo, las mujeres también pueden seguir un protocolo de ayuno intermitente de la misma manera en que un hombre podría, teniendo en cuenta que el proceso se pueda sentir un poco diferente a comparación de un hombre, pero no más diferente que cualquier otro protocolo de dieta hipocalórica. En otras palabras: sígase el plan que se siga, si hay una reducción calórica, las mujeres van a tener mayores dificultades a comparación de los hombres, debido a las respuestas regulatorias compensatorias del déficit energético que son más marcadas, por la biología natural de la mujer.

Mujeres que llevan mucho tiempo en un protocolo muy bajo en calorías y/o con un elevado gasto energético por actividad física, podrían presentar problemas como amenorrea (cese de la menstruación) o baja en la densidad mineral ósea. Estos problemas son debido a los prolongados déficits energéticos y una baja disponibilidad energética, que puede suceder sin necesariamente seguir un protocolo de ayuno intermitente [8].

El mensaje clave aquí es que tanto la baja disponibilidad energética continua, como los niveles muy bajos de grasa corporal en una mujer (menores a 18 %), pueden provocar estas anomalías. Sin embargo, si hay algún exceso de grasa que perder, pudiera haber utilidad en un protocolo de ayuno intermitente.

Tanto las mujeres como los hombres pueden seguir un protocolo de ayuno intermitente (salvo los casos puntuales que menciono en un capítulo posterior) si se lleva a cabo de una manera adecuada y teniendo en cuenta que habrá situaciones que hagan diferente el proceso para cada uno de los géneros, de igual forma es importante destacar el hecho de no hacerlo *"de más"* (o, en otras palabras, no sobrepasar el punto en que deja de ser un estresor de carácter hormético). [9].

¿Me da mucha hambre, es normal?

En un inicio puede haber cierto malestar en lo que se logra el proceso de adaptación reeducando a nuestro organismo a usar nuestras reservas, por lo que sería normal sentirte subóptimo al saltarte alguna comida que estabas acostumbrado a realizar normalmente. Por lo que habrá que lidiar con eso en las primeras semanas de seguir un protocolo de ayuno intermitente. Sin embargo, esto puede ser muy llevadero al mantenerse ocupado y tomando abundante agua natural, (un poco de agua mineralizada y café negro también pueden ser de gran ayuda).

Pero si se convierte en algo totalmente insoportable, consume alimentos e inténtalo nuevamente después. Ser flexible es un aspecto clave al llevar a cabo cualquier protocolo alimentario, especialmente uno como lo es el de ayuno intermitente.

Cuando aprendes a distinguir entre hambre y apetito (o antojos), esto será más llevadero, de igual forma aprender a distinguir el hecho de comer por necesidad fisiológica o por hábito, es otro punto interesante que tocaré a continuación.

El ayuno y la sensación de hambre

Uno de los aspectos que más ruido causa el seguir un esquema de ayuno intermitente es el aspecto de la sensación de hambre. Lo que conocemos como hambre, es un impulso del cuerpo a buscar alimento, pero este es otro de esos aspectos en los que el estilo de vida moderno y la fisiología podrían chocar. En la mayoría de las veces, no buscamos alimentos por una necesidad fisiológica ciertamente real, si no por estímulos que van más de la mano con lo psicológico (como los antojos).

Nuestro cuerpo tiene complejos mecanismos de la regulación del hambre, como la (ya mencionada en capítulos anteriores) hormona leptina y su antagonista ghrelina, o también llamada "hormona del hambre", que paradójicamente está vinculada a mayor secreción de hormona del crecimiento, mayores niveles de ghrelina se asocian con mayores niveles de hormona del crecimiento. [10,11].

De igual forma, alimentarse (que conlleva una elevación de la hormona insulina) inhibe la producción de hormona del crecimiento [12], pero esto no quiere decir que tienes que dejar de alimentarte, es lógico que necesitamos de esa energía para los procesos de crecimiento. Ahora bien, para fines de crecimiento muscular, parece ser que no perjudica el hecho de pasar algunas horas sin comer e incluso, pudieran mejorar el ambiente hormonal e indirectamente propiciar una mejor recomposición corporal.

Regresando a la ghrelina, mayores concentraciones de esta hormona están asociadas a mayores sensaciones de hambre.

Por lo que controlarla sería buena idea para fines de reducción de peso (grasa) corporal. En el estudio de Natalucci y colaboradores [13], se estudiaron las concentraciones de ghrelina de 33 personas cada 20 minutos, durante un ayuno de 24 horas.

Durante este lapso de 24 horas, lo interesante a destacar aquí es lo siguiente: Se observan 3 elevaciones de ghrelina en 3 periodos de tiempo, correspondientes a sus horas habituales de lonche, cena y el desayuno del día siguiente. Y hago énfasis en la palabra 'habituales', ya que los investigadores concluyen que si bien, la ghrelina es secretada en gran parte por el estómago y regulada por la ingesta calórica, probablemente el cerebro (control cefálico) tenga más que ver con la secreción de ghrelina. Lo que significaría que la sensación de hambre, en gran parte podría ser algo adquirido por hábitos.

Pero igual de interesante es el hecho que no sigue aumentando la ghrelina después de cierto tiempo de ayuno, en otras palabras, esto se podría interpretar en que hay un punto en que la sensación de hambre deja de aumentar, no es lineal.

Mucha gente pensaría que la sensación de hambre tras 24 horas de ayunar sería 6 veces mayor que la sensación de hambre tras 4 horas de ayunar. No solo la evidencia fisiológica contradeciría esto, si no que diversas anécdotas de personas con ayunos muy prolongados dan fe de esto.

Incluso muchos de nosotros, cuando por cuestiones de trabajo se nos escapa una comida, la sensación de hambre parece disminuir pasada la hora habitual de alimentación.

La sensación de hambre viene en olas. En un punto podría sentirse 'incontrolable' pero eventualmente disminuiría la sensación, el ayunar también es algo que a final de cuentas puede ser *entrenable*. Y como todo aspecto entrenable, solo mejora tras la repetición.

Por último, cabe destacar algo: si realmente la sensación de hambre no se va, consume alimentos. Recuerda siempre esto: en un esquema de ayuno intermitente la flexibilidad es clave.

Referencias

1. Russell, S. A. (2005). *Hunger: An unnatural history*. Basic Books (AZ).

2. Masoro, E. J. (2005). Overview of caloric restriction and ageing. *Mechanisms of ageing and development, 126*(9), 913-922.

3. Bellisle, F., McDevitt, R., & Prentice, A. M. (1997). Meal frequency and energy balance. *British Journal of Nutrition, 77*(S1), S57-S70.

4. Soeters, M. R., Lammers, N. M., Dubbelhuis, P. F., Ackermans, M., Jonkers-Schuitema, C. F., Fliers, E., ... & Serlie, M. J. (2009). Intermittent fasting does not affect whole-body glucose, lipid, or protein metabolism–. *The American journal of clinical nutrition, 90*(5), 1244-1251.

5. Knapik, J. J., Jones, B. H., Meredith, C., & Evans, W. J. (1987). Influence of a 3.5 day fast on physical performance. *European journal of applied physiology and occupational physiology, 56*(4), 428-432.

6. Schisler, J. A., & Ianuzzo, C. D. (2007). Running to maintain cardiovascular fitness is not limited by short-term fasting or enhanced by carbohydrate supplementation. *Journal of Physical Activity and Health, 4*(1), 101-112.

7. Dohm, G. L., Beeker, R. T., Israel, R. G., & Tapscott, E. B. (1986). Metabolic responses to exercise after fasting. *Journal of Applied Physiology, 61*(4), 1363-1368.

8. Frisch, R. E., & McArthur, J. W. (1974). Menstrual cycles: fatness as a determinant of minimum weight for height necessary for their maintenance or onset. *Science, 185*(4155), 949-951.

9. Bergman, B. C., Cornier, M. A., Horton, T. J., & Bessesen, D. H. (2007). Effects of fasting on insulin action and glucose kinetics in lean and obese men and women. *American Journal of Physiology-Endocrinology and Metabolism, 293*(4), E1103-E1111.

10. Takaya, K., Ariyasu, H., Kanamoto, N., Iwakura, H., Yoshimoto, A., Harada, M., ... & Ogawa, Y. (2000). Ghrelin strongly stimulates growth hormone release in humans. *The Journal of Clinical Endocrinology & Metabolism, 85*(12), 4908-4911.

11. Muller, A. F., Lamberts, S. W., Janssen, J. A., Hofland, L. J., Koetsveld, P. V., Bidlingmaier, M., ... & Van der Lely, A. J. (2002). Ghrelin drives GH secretion during fasting in man. *European Journal of Endocrinology, 146*(2), 203-207

12. Ji, S., Guan, R., Frank, S. J., & Messina, J. L. (1999). Insulin inhibits growth hormone signaling via the growth hormone receptor/JAK2/STAT5B pathway. *Journal of Biological Chemistry, 274*(19), 13434-13442.

13. Natalucci, G., Riedl, S., Gleiss, A., Zidek, T., & Frisch, H. (2005). Spontaneous 24-h ghrelin secretion pattern in fasting subjects: maintenance of a meal-related pattern. *European Journal of Endocrinology, 152*(6), 845-850.

¿Quién no debería ayunar?

Si bien, muchos pueden beneficiarse de un protocolo de ayuno intermitente, cabe dejar claro que no es para todos y pudiera haber algunos casos en los que estaría contraindicado.

De entrada, y como ya he mencionado antes, personas que estén tomando algún fármaco hipoglucemiante y/o utilicen insulina exógena, deberán tener bien regulados sus tiempos de alimentación, pudiendo ser contraproducente el dejar pasar cierto tiempo sin tener ingesta alimentaria.

Siguiendo la misma línea, personas que utilicen medicamentos que tengan que ser ingresados junto con alimentos, podrían no beneficiarse de ayunar.

Otro grupo en el cual estaría contraindicado el ayuno (o las dietas cetogénicas) serían personas que tengan problemas con el ácido úrico, ya que la producción elevada de cetonas que se podría suscitar tras un ayuno hará que se desechen más de estas en la orina, y dado que las cetonas y el ácido úrico compiten en su excreción a través de los riñones, el ácido úrico acabará perdiendo y acumulándose peligrosamente.

Continuando con las personas que no deberían ayunar se encuentran las mujeres embarazadas y en lactancia. Dado que el ayuno generalmente implica restricción en el aporte de nutrientes, así como restricción en el flujo del aporte de estos nutrientes, sería contraproducente para los casos de mujeres en estas situaciones.

De igual forma, la población infantil podría no verse beneficiada de un patrón de alimentación con horario restringido. En casos de obesidad infantil, la recomendación podría ir más de la mano con el aumento en la actividad física y la disminución en la ingesta calórica total (sobre todo de carbohidratos refinados) sin tener que restringir los tiempos de alimentación.

Otro sector poblacional al que el ayuno le haría más daño que beneficio es a las personas que estén en algún grado de desnutrición. Si bien, el hecho de hacer un protocolo de ayuno intermitente no quiere decir que tendrás una desnutrición o algún grado de deficiencia, definitivamente no es el camino ideal a seguir cuando ya se presenta un problema de esta índole.

En los atletas de *endurance* el ayuno intermitente sería un tema controversial. Sin embargo, para rendimiento óptimo y para cumplir los requerimientos energéticos elevados que pudieran tener en un día a día, es bien aceptado que el ayuno intermitente no es una buena estrategia para alcanzar sus objetivos. Sin embargo, entrenamientos en ayuno, podrían dar lugar a adaptaciones positivas (vinculadas a lo anteriormente expuesto en este libro) que podrían ponerse a consideración.

Y otra situación a considerar, es tener (o haber tenido) algún trastorno de la conducta alimentaria. El ayuno intermitente podría ser una manera de agravar esta situación, sin embargo, no considero que el ayuno intermitente cause como tal un trastorno de la conducta alimentaria.

Una regla de oro con respecto a los protocolos de ayuno intermitente es la siguiente: flexibilidad.

Si bien, se busca cumplir con ciertos horarios en cuestión de tiempos de alimentación y de no-alimentación, al final de cuentas esto no debe ser tomado como algo obligatorio. Al final del día, si por cualquier motivo hay que romper ese esquema, que así sea. Tener flexibilidad es necesario en todo momento que se siga un protocolo de ayuno intermitente y es una de las cosas principales que pueden marcar la diferencia entre la muchas veces necesaria disciplina y la patológica obsesión.

Por último, cabe dejar claro que pudiera haber medicamentos o condiciones especiales que no hagan del ayuno una actividad segura. Por favor, siempre verifica con un personal de la salud adecuado antes de iniciar cualquier cambio en tu estilo de vida (como en la alimentación, actividad física, etc.)

Habiendo dejado claro esto y si todo está listo para continuar, es hora de actuar.

PARTE IV: Cómo hacer ayuno intermitente (y no catabolizar en el intento)

"Una meta sin un plan, es simplemente un deseo"

Antoine de Saint-Exupéry

Mis recomendaciones sobre el entrenamiento

Existen ciertos aspectos que considero indispensables para un entrenamiento óptimo, inteligente y eficiente. Los siguientes lineamientos han sido planteados más a detalle en mi libro *"Fitness Eficiente: Manifiesto"*, y dado que no es el objetivo del libro hablar acerca de entrenamiento resistido para modificar la composición corporal, me limitaré a hablar de los puntos que considero básicos en todo esquema de entrenamiento de esta índole:

Hacer énfasis en los ejercicios multiarticulares

Press en banco, press militar parado, sentadillas, remos, dominadas y fondos deben ser parte fundamental de tus entrenamientos. Estos ejercicios son el sinónimo de eficacia y eficiencia en el fitness, son los que te darán más por menos y deberían ser la base de todo protocolo de entrenamiento que busque cambiar la apariencia.

Entrenar pesado

A muchas personas les da miedo cargar pesos que sometan a tu cuerpo a un estrés. Recuerda que el estrés fisiológico controlado (como lo estamos haciendo en el entrenamiento) es bueno. Genera adaptaciones, en este caso, adaptaciones vinculadas a la tensión mecánica (estímulo que se suscita tras someter a tus músculos a cargas pesadas). Si un físico estético quieres desarrollar, tienes que dedicar algunas series para levantar más peso (un número cercano a tu 1 Repetición Máxima) con menor número de repeticiones, siempre y cuando no haya algo que contraindique que lo hagas.

Ojo: No siempre y no todo el tiempo. Aquí entra en juego la periodización, pero sin duda que debes estar levantando pesado con mucha más frecuencia de la que podrías llegar a creer. Sin embargo, las series de más repeticiones también consiguen sus beneficios por medio del estrés metabólico y mayor tiempo bajo tensión que generan. Una técnica de entrenamiento clave, es realizar piramidales invertidos, técnica que utilizo con regularidad en mi programa de entrenamiento Ignición.

Esta técnica consiste en iniciar con tus series pesadas (después de un debido calentamiento y series de aproximación), para finalizar con series ejecutados con menor peso para un mayor número de repeticiones.

Cabe destacar que, si bien hay que levantar pesado, no hay que dejarse vencer por el ego. Cuida la técnica y se consciente. Calienta adecuadamente y realiza series de aproximación antes de llegar a tu primera serie pesada.

Realizar sobrecarga progresiva

Necesitas progresar de alguna manera. Si apenas inicias en el entrenamiento, los progresos deberán ser constantes y con frecuencia elevada. Si llevas más tiempo (años) de experiencia en el gimnasio, los progresos serán mucho más tardados, esto es normal, pero se debe buscar mejorar.

Nota: No solo meterle más peso es mejorar, realizar más número de repeticiones y/o de series también lo es, así como disminuir los tiempos de descanso, entre otras formas, si bien subirle más peso puede ser importante, no es lo único importante.

Más no es mejor

Un error común de las personas que inician en el mundo del fitness es creer que mientras más tiempo le dediquen al entrenamiento, indiscutiblemente será mejor. Esto no solo resulta totalmente ineficiente en cuestión inversión-resultados, sino que resulta perjudicial para la obtención de tus objetivos. El cuerpo necesita recuperarse, las sesiones en el gimnasio deberán ser lo más eficientemente posibles. Ve, haz las cosas bien y listo. No es necesario sobrecargarse ni salir arrastrándose después de todas tus sesiones de entrenamiento.

Erróneamente se cree que mientras más cansado salgas de tu entrenamiento, mejor. Un buen entrenamiento se dictamina a largo plazo y respondiendo a la pregunta: ¿Se están cumpliendo mis objetivos?

El descanso es prioridad

Por descanso quiero decir: recuperación. Y por recuperación me refiero predominantemente al tiempo que pasas fuera del gimnasio. Como recomendación general (tomando en cuenta que esto puede variar según el contexto) debemos incluir un día de descanso por cada 3 días seguidos de trabajo. (Ejemplo: entrenamientos los lunes, martes y miércoles, descansar el jueves, y volver a entrenar viernes y sábado).

En la recuperación influyen más cosas y no solo el tiempo que no estás entrenando, pero dormir bien, comer adecuadamente, hacer actividades recreativas que te brinden satisfacción, lidiar correctamente con el estrés y ser feliz, son aspectos fundamentales.

Constancia

Roma no se hizo en un día. Una de las ventajas de seguir un plan, viene de la mano con enfocarnos en lo que realmente importa y que no vamos a desperdiciar recursos ni esfuerzos en cosas donde no será necesario hacerlo, mejorando la constancia. Una planificación (tal como el ayuno intermitente y un programa de entrenamiento bien estructurado) ayudan a ser constante, pero tendrás que ser disciplinado. Tendrás que dejar de pensar en "motivarte". La motivación es efímera, la disciplina se forja, se arraiga y es duradera.

En resumen:

1) Para cambiar tu composición corporal, necesariamente tienes que seguir un plan de entrenamiento y un plan de alimentación enfocadas hacia ello.

2) No es necesario complicarse la vida queriendo enfocarse en detalles que solo te darán un mínimo de resultados. Enfócate en las bases, de esta manera emplearás de la mejor manera tus recursos y mejorarás tu adherencia a los planes, tanto de entrenamiento como de nutrición. No pierdas el bosque por ver los árboles.

3) El entrenamiento ideal para cambiar la composición corporal es uno que tenga énfasis en ejercicios de fuerza (o resistidos) como lo son las barras, mancuernas, aparatos de musculación o ejercicios con el propio peso corporal.

En lo personal prefiero los entrenamientos resistidos basados en barras, mancuernas y aparatos de gimnasio, debido a la facilidad de hacer progresiones a comparación de otros métodos.

Y, por último, existen distintos esquemas de entrenamiento en gimnasio como los basados en rutinas de cuerpo completo, torso / pierna, empuje / jale / pierna y rutinas divididas. El mejor esquema depende de factores como experiencia de entrenamiento, tasa de recuperación personal, vida fuera del gimnasio, uso de anabólicos esteroides, entre otros.

Recomiendo una rutina de cuerpo completo en las primeras 4 a 8 semanas de entrenamiento y eventualmente moverse a un esquema torso / pierna donde podríamos quedarnos incluso por años. La razón de esto siendo que para la mayoría de las personas representa el mejor balance entre inversión y resultados. Después de un esquema torso / pierna puede venir una rutina de empuje / jale / pierna o una rutina dividida.

Debes progresar poco a poco. Progresar puede ser cargar más peso en la barra, hacer más volumen de entrenamiento, descansar menos entre series o hacer alguna variación que complique el mismo ejercicio.

La constancia será la clave de los resultados.

Lineamientos generales en nutrición

Siguiendo lo anteriormente expuesto y con base en los aspectos fisiológicos ya mostrados, se plantean dos opciones: el primero, un protocolo enfatizando el aspecto de nutrición y el segundo, un protocolo enfatizando el aspecto de alimentación.

El primero se orienta más hacia la recomposición corporal óptima y hace énfasis en el conteo de macronutrientes con el fin de sacar el máximo provecho a los beneficios hormonales dados a cabo con un esquema de ayuno intermitente.

El segundo esquema, se basa más en alimentos (y no nutrientes) y se orienta más hacia la mejoría de la salud, con un esquema más simple en su ejecución. En la mayoría de los casos, podría representar también en una recomposición corporal favorable, sin embargo, a medida que las exigencias aumenten (buscar objetivos muy específicos), se debería optar más por un protocolo más sistematizado, como el que es más enfocado en el conteo de nutrientes.

De entrada, partiendo de la evidencia disponible, lapsos de no-alimentación de entre 12 a 18 horas parecen ser el punto ideal para este fin, siendo 16 horas para el caso de hombres y 14 horas para el caso de las mujeres, lo que, según generalidades, pudiera tener un mejor impacto en relación costo-beneficio.

Por motivos más relacionados a practicidad y cuestiones sociales, las horas de la mañana (sumadas a las horas que pasemos dormidos) serán las horas para mantenernos en la fase no-alimentado, siendo más fácil (en específico, por cuestiones de ritmos de vida actuales) no tener ingestas en las primeras horas del día a comparación de la tarde y noche.

Por ejemplo, suponiendo que mi cena terminó a las 10:30 de la noche, mi siguiente ingesta podría ser 16 horas después, osease, a las 2:30 de la tarde. Pudiendo dedicar suficiente tiempo durante toda la mañana a las actividades laborales y después relajarnos disfrutando de una buena comida. Como dato de relevancia: El tiempo que pases dentro de la ventana de no-alimentación será mucho mejor conllevado o siendo productivo o durmiendo, lo ideal: ambas (en sus debidas proporcionalidades).

Partiendo de esto, nos enfrentamos ante dos potenciales alternativas. La primera es realizar nuestro entrenamiento dentro de este periodo de no-alimentación y la segunda es realizar el entrenamiento dentro de nuestro periodo de alimentación.

De manera general, recomiendo que las personas que tengan un porcentaje de grasa corporal elevado (y por elevado me refiero a 20 % o más en el caso de los hombres y 30 % o más, en el caso de las mujeres) lleven a cabo su entrenamiento dentro la ventana de no-alimentación, buscando una mayor activación de la vía AMPK y buscando cierto apalancamiento de procesos vinculados a mayor lipólisis, beta-oxidación y biogénesis mitocondrial.

Para esto, 10 g de BCAA's (o 15 g de proteína de suero de leche) antes de entrenar pudieran ser de utilidad con el fin de preservar niveles circulantes de aminoácidos suficientes.

Aquí cabe destacar el hecho que, si se desea conseguir un objetivo muy específico o tener una estrategia mucho más elaborado, aunado al protocolo de ayuno intermitente debe haber una intervención de cálculo calórico y distribución adecuada de macronutrientes.

Método enfocado en nutrientes

El total de calorías que se consumirán tendrán que venir de la mano con el objetivo, necesitando haber un déficit calórico para los casos en que se desee disminuir la grasa corporal, independientemente de las ventanas de no-alimentación y de alimentación. De igual forma, un superávit calórico sería recomendable cuando se quiera subir masa muscular.

Es importante destacar esto: Si tienes un porcentaje de grasa corporal elevado (de manera práctica, si tus músculos abdominales están totalmente ocultos), no es nada recomendable buscar aumentar masa muscular. Aquí el énfasis sería primero en perder la grasa corporal (lo cual también ayudaría a regular el ambiente hormonal) y después ya poder buscar un ligero aumento de calorías para conseguir este aumento de masa muscular.

Otra opción es ir *normocalórico* (o con calorías en mantenimiento) junto con un protocolo de ayuno intermitente. Esto podría ayudar a disminuir grasa corporal y subir masa muscular a la vez, aunque no siempre se puede suscitar así.

El ayuno intermitente no es mágico por sí sólo, es una herramienta que va de la mano con una adecuada ingesta calórica.

Con el fin de tener una óptima recomposición corporal, los pasos por seguir serían los siguientes:

1) Determinar gasto calórico
2) Determinar macronutrientes
3) Determinar ventana de alimentación y no-alimentación y distribución de nutrientes

1) Determinar gasto calórico

Existen diversos métodos que puedes utilizar para determinar tu gasto calórico, pero uno de los más prácticos y viables, es alguna fórmula de cálculo rápido.

Para mujeres la fórmula para estimar el gasto basal sería

Peso corporal (en kg) * 22

Para hombres la fórmula para estimar gasto basal sería:

Peso corporal (en kg) * 24

Por ejemplo, para un hombre de 70 kg, su gasto basal aproximado sería de 1680 kcal.

A continuación, habría que multiplicar este número por algún factor de actividad física. Y al decir actividad física, me refiero a la actividad tanto de entrenamiento y de tus actividades del día con día (algo llamado NEAT, *"Non Exercise Activity Thermogenesis"*). No entraré en detalles con respecto a este NEAT, pero cabe destacar que éste es un factor fundamental en las variaciones entre persona y persona en cuestión de gasto energético. Personas que bajan su ingesta calórica tendrán una disminución de su NEAT (como mecanismo de defensa del cuerpo ante la pérdida de peso) y, por el contrario, personas que suben su ingesta pueden tener un aumento en su NEAT (como mecanismo regulador ante este exceso calórico).

Siguiendo con nuestro cálculo, podríamos usar los factores de actividad física (Tabla 3) que se muestran en la siguiente página:

Estilo de vida y frecuencia de entrenamiento	Factor multiplicador
Sedentario y 3 a 6 días de entrenamiento	1.3 – 1.6
Ligeramente activo y 3 a 6 días de entrenamiento	1.5 – 1.8
Activo y 3 a 6 días de entrenamiento	1.7 - 2
Muy activo y 3 a 6 días de entrenamiento	1.9 – 2.2

Tabla 3. Factores multiplicadores de actividad física

Para nuestro ejemplo, en el cual llevábamos 1680 kcal, habría que multiplicar este número por el factor que corresponda dependiendo del estilo de vida y días de entrenamiento de la persona. Suponiendo que la persona pueda ser clasificada como "ligeramente activa" en su día a día y en el gimnasio entrene 4 veces por semana, utilizaríamos un factor de 1.6, quedando la ecuación así:

$$1680 \text{ kcal} * 1.6 = 2688 \text{ kcal}$$

Estas 2688 kcal son las que teóricamente mantendrían el peso de esta persona con estas características. A esto se le denominaría gasto energético total y este es un buen punto de partida para dirigir la alimentación.

Del mismo modo, en los días sin entrenamiento sería recomendable dejar las calorías más bajas que los días en los que se entrena, ahora multiplicaríamos el gasto basal (que hemos calculado en este caso en 1680 kcal) por 1.3 (factor de actividad física sedentario) para cubrir el gasto de las actividades que pudieran estar en nuestro NEAT, pero sin subir tanto las calorías como en los días de entrenamiento.

Siguiendo el ejemplo, quedarían en 2184 kcal los días sin entrenamiento. La reducción vendrá principalmente de los carbohidratos.

Cabe destacar que, si la persona desea aumentar masa muscular, habría que aumentar las calorías (crear un superávit calórico), para lo cual recomendaría aumentar cerca de 200 a 400 kcal. Y, por el contrario, si la persona quiere bajar grasa corporal, habría que disminuir las calorías (crear un déficit calórico), para lo cual recomendaría disminuir cerca de 10 a 25 % del gasto energético total.

2) *Determinar macronutrientes*

Proteína

La proteína siempre irá *alta*, en un rango de 2.5 a 3 g/kg de masa libre de grasa, esto garantizará un adecuado pool de aminoácidos circulantes y ayudará a preservar óptimamente la masa muscular.

En la comida post-entrenamiento (que romperá el ayuno), se recomienda un aporte de 0.5 a 1.5 g/kg de masa libre de grasa, esta será la comida más *pesada*.

Carbohidratos

Los carbohidratos variarán según la actividad física (si hay entrenamiento o no), por lo que recomiendo que sean divididos en días más elevados (con entrenamiento) y días disminuidos en carbohidratos (cuando no haya entrenamiento).

Para días con entrenamiento recomiendo un rango de 3 a 6 g/kg de peso corporal total (dando los rangos altos para personas con menor cantidad de grasa corporal y los rangos bajos para personas que tengan más cantidad de grasa corporal).

Importante: La ingesta post-entrenamiento será la más elevada en carbohidratos, esta ingesta deberá llevar de 1.5 a 3 g/kg de peso corporal, *contemplados dentro de lo ya calculado previamente*.

Para días sin entrenamiento recomiendo un rango de 1 a 4 g/kg de peso corporal total (dando los rangos altos para personas con menor cantidad de grasa corporal y los rangos bajos para personas que tengan más cantidad de grasa corporal).

Importante: La primera ingesta del día (con la que se romperá el ayuno), será la más elevada en estos días sin entrenamiento, esta ingesta deberá llevar de 0.5 a 2 g/kg de peso corporal total, *contemplados dentro de lo ya calculado previamente.*

Lípidos

Los lípidos (o grasas) no deberán disminuir de 0.5 g/kg de peso corporal. De ahí, sería cosa de ajustar la cantidad en su aporte para llenar el total calórico.

3) *Determinar ventana de alimentación y no alimentación y distribución de nutrientes*

Lo ideal para la mayoría de las personas es realizar tu primera ingesta del día de 5 a 6 horas después de haberse levantado, por ejemplo, si te levantas a las 7:00 horas, la primera ingesta sería a de entre 12 a 13 horas y la última de entre 20 a 21 horas.

Si se entrena en la ventana de no-alimentación entonces recomiendo tomar 10 g de BCAA's (o de 15 a 30 g de proteína de suero de leche) antes de entrenar y romper el ayuno con la comida post entrenamiento según lo previamente planteado.

En caso de no poder consumir alimentos después del entrenamiento, consumir otros 10 g de BCAA's (o 15 a 30 g de proteína de suero de leche) después de entrenar.

Dicho aporte se contabiliza dentro de los requerimientos diarios establecidos de proteína.

Si se entrena dentro de la ventana de alimentación, recomiendo que la primera comida tenga proteína (0.5 g/kg de masa libre de grasa), bajos carbohidratos (0.5 g/kg de peso corporal total), y lípidos limitados (en cerca de 0.1 a 0.2 g/kg de peso corporal total).

Importante: En caso de estar en un plan hipocalórico, recomiendo ampliamente agregar 2 semanas de calorías en mantenimiento (lo que significaría subirlas) cada 6 a 8 semanas. Esto con el fin de tratar de evitar los efectos sobre el metabolismo de un plan hipocalórico a largo plazo.

En resumen:

1) Dejar un periodo de no ingesta calórica de 14 a 16 horas

2) De preferencia, la mitad de esta ventana no ingesta que sea en la noche, mientras duermes

3) Puedes tomar café negro, bebidas sin calorías, agua mineralizada durante tu ventana de no-alimentación. Recuerda mantenerte ocupado.

4) En caso de entrenar en el periodo de ayuno, tomar 10 g de BCAA's (o 15 a 30 g de proteína de suero de leche) antes del entrenamiento y romper el ayuno con la comida post entrenamiento.

5) En caso de no poder romper el ayuno con alimentos después de entrenar, volver a consumir 10 g de BCAA's (o 15 a 30 g de proteína de suero de leche).

6) En caso de tener una ingesta previa al entrenamiento, que tu comida de pre-entreno sea moderada en proteína (0.5 g/kg de masa libre de grasa), bajos carbohidratos (0.5 g/kg de peso corporal) y limitados lípidos (0.1 a 0.2 g/kg de peso corporal)

7) La comida post-entrenamiento será la más grande, con una ingesta de entre 1.5 a 3 g/kg de peso corporal de carbohidratos, proteínas en un rango de 0.5 a 1.5 g/kg de masa libre de grasa y lípidos en un número cercano a 0.2 g/kg de peso corporal

8) Los nutrientes que faltan para cubrir las necesidades del día, agregarlos en una o dos comidas más, según preferencia.

9) Una vez establecidas tus ventanas de alimentación y no-alimentación, así como los horarios de éstas, trata de respetarlos. Recuerda el papel de la ghrelina y lo que puede implicar en términos de sensación de hambre.

	Proteína	Carbohidratos	Lípidos
Días con entrenamiento (aporte total del día)	2.5 a 3 g/kg de masa libre de grasa	3 a 6 g/kg de peso corporal	El resto para llenar requisitos calóricos
Recomendación de aporte en el preentrenamiento	Opción 1) 10 g de BCAA's o 15 g de suero de leche Opción 2) 0.5 g/kg de masa libre de grasa	Opción 1) Sin carbohidratos Opción 2) 0.5 g/kg de peso corporal	Opción 1) Sin lípidos Opción 3) 0 a 0.2 g/kg de peso corporal
Recomendación de aporte en el post-entrenamiento	0.5 a 1.5 g/kg de masa libre de grasa	1.5 a 3 g/kg de peso corporal	0 a 0.4 g/kg de peso corporal
Comidas restantes	El resto para llenar requisitos	El resto para llenar requisitos	El resto para llenar requisitos

Tabla 4. Aporte de macronutrientes en días con entrenamiento.

**: La opción 1 representa entrenar dentro de la ventana de no-alimentación, la opción 2 representa tener una ingesta previa.*

	Proteína	Carbohidratos	Lípidos
Días sin entrenamiento (aporte total del día)	*2.5 a 3 g/kg de masa libre de grasa*	*1 a 4 g/kg de peso corporal*	*El resto para llenar requisitos calóricos*
Primera ingesta (romper el ayuno)	0.5 a 1.5 g/kg de masa libre de grasa	0.5 a 2 g/kg de peso corporal	0 a 0.4 g/kg de peso corporal total
Comidas restantes	El resto para llenar requisitos	El resto para llenar requisitos	El resto para llenar requisitos

Tabla 5. Aporte de macronutrientes en días sin entrenamiento.

Ejemplo del protocolo de ayuno intermitente aplicado:

Persona de 70 kg de peso total con 10 % de grasa corporal, por lo tanto, su masa libre de grasa es de: 63 kg.

Objetivo: bajar su grasa corporal a un 7 %.

1) Determinar gasto calórico:
Calorías de gasto basal = 1680 kcal

a) Días con entrenamiento:
Factor de actividad física: ligeramente activa (gasto basal * 1.6) = 2688 kcal en días con entrenamiento

Reducción del 10 % del gasto total debido a objetivo de reducción de grasa corporal = 2419 kcal

b) Días sin entrenamiento:
Factor de actividad física: sedentario (gasto basal * 1.3) = 2184 kcal en días sin entrenamiento

Reducción del 10 % del gasto total debido a objetivo de reducción de grasa corporal = 1965 kcal

2)   Determinar macronutrientes:

a)   Días con entrenamiento

Proteína:

3 g/kg de masa libre de grasa = 3 * 63 = <u>189 g</u> (756 kcal)

Carbohidratos:

4 g/kg de peso corporal total = <u>280 g</u> (1120 kcal)

Lípidos:

El resto para llenar el total calórico, en este caso = <u>60 g</u> (540 kcal)

b)   Días sin entrenamiento

Proteína:

3 g/kg de masa libre de grasa: 3 * 63 = <u>189 g</u> (756 kcal)

Carbohidratos:

2 g/kg de peso corporal total = <u>140 g</u> (560 kcal)

Lípidos:

El resto para llenar el total calórico, en este caso = <u>72 g</u> (648 kcal)

Tras 6 semanas de conllevar el déficit, aumentar las calorías a cerca de 2600 en los días con entrenamiento y a 2100 en los días sin entrenamiento, durante 2 semanas. Esto con el fin de tratar de contrarrestar los efectos negativos sobre el metabolismo debido a los déficits calóricos prolongados.

Nota: Para "traducir" los nutrientes a alimentos y viceversa, se puede hacer uso de alguna aplicación diseñada para este fin (como es el caso de *My Fitness Pal*) o del Sistema Mexicano de Alimentos Equivalentes.

3) *Determinar ventana de alimentación y no alimentación y distribución de nutrientes*

Ventana de alimentación: 15 a 23 horas

Entrenamiento: 13:30 horas

13:30 horas: Entrenamiento de pesas. Consumir de 30 g de proteína de suero de leche

15:00 horas: Primera comida del día (post-entrenamiento).

a) Proteína: 1 g/kg de masa libre de grasa = 63 g
b) Carbohidratos: 2.5 g/kg de peso corporal = 175 g
c) Lípidos: 0.4 g/kg de peso corporal = 28 g

(Dichos aportes son parte del total ya previamente calculado)

En las horas posteriores, se buscará llenar los requisitos de nutrientes que restan.

18:30 horas: Segunda comida del día

a) Proteína: 48 g
b) Carbohidratos: 65 g
c) Lípidos: 16 g

22:30 horas: Tercera comida del día

a) Proteína: 48 g
b) Carbohidratos: 40 g
c) Lípidos: 16 g

Nota: Recordar que en los días sin entrenamiento el aporte de carbohidratos disminuirá 140 g y el consumo de lípidos aumentará 12 g. El consumo de proteína se mantiene estable.

La elección de alimentos que otorguen los previamente calculados nutrientes, debe ser basada en alimentos de calidad, como se expresa a continuación.

Método enfocado en alimentos: ¿Qué comer?

En mi opinión, tanto si vas a comer menos cantidad como si vas a comer con menor frecuencia, dicha alimentación tiene que ser peculiarmente nutritiva, dando prioridad a alimentos densamente nutricionales o, en otras palabras, que aporten buena cantidad de micronutrientes. Dichos alimentos generalmente son los alimentos más naturales (o con el menor procesamiento posible).

Ahora bien, quiero resaltar algo que considero muy importante: la nutrición no es blanco y negro. La nutrición es una gama de grises y distintas tonalidades que van a aplicar o no según el contexto. Es por eso por lo que es tan complicada a veces, porque no hay una sola respuesta para muchas de las preguntas.

¿Cuál es la mejor dieta? Es una pregunta compleja que, sinceramente no tiene una respuesta solamente. No hay un esquema ideal para todo mundo en todas las situaciones.

Si bien, no te puedo decir "¿cuál es la mejor dieta?", te puedo decir qué es lo que tienen en común los distintos protocolos de alimentación con evidencia científica que los vincula con un óptimo estado de salud. Y me referiré a tres protocolos estudiados y aprobados como esquemas saludables: el esquema de dieta mediterránea, el esquema de alimentación evolutiva (paleo) y el esquema de alimentación vegetariano. Y me referiré a éstos tres en específico ya que sus ideas y conceptos pueden contrastar unos de otros.

Primero, comenzaré con lo obvio, lo que tienen de distinto uno de otro. En el esquema mediterráneo se da énfasis en cereales integrales, y un limitado consumo de carnes rojas con un consumo más generoso de aves y pescado, contrastando con el esquema vegetariano que deja a un lado estos alimentos de origen animal. Por el contrario, el esquema evolutivo (dieta paleolítica) da una prioridad a alimentos de origen animal, vegetales y frutos secos dejando a un lado cereales y leguminosas. No necesariamente significa que sea una dieta baja en carbohidratos, ya que los tubérculos y las frutas pueden aportar gran cantidad de éstos.

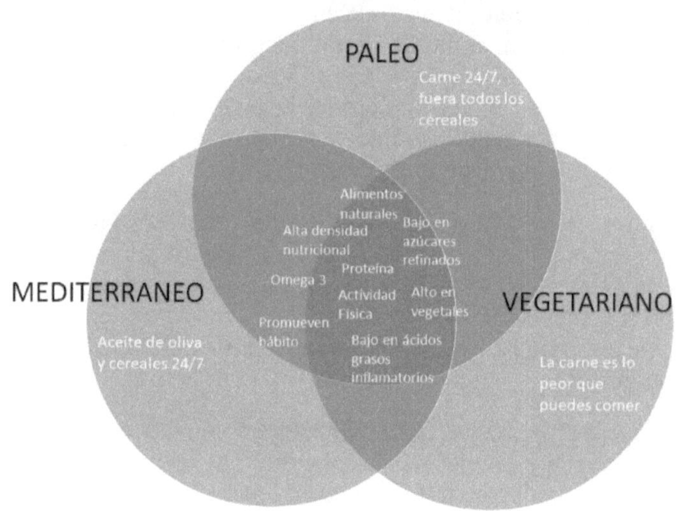

Figura 8. Tres populares esquemas de alimentación con evidencia sólida, y los aspectos en común entre ellos.

En este esquema resumo un poco acerca de los aspectos que tienen en común estos tres distintos protocolos de alimentación. Siguiendo estos aspectos (hacer énfasis en alimentos naturales, alimentos con alta densidad nutricional, consumir muy pocos carbohidratos refinados, adecuado aporte de proteína y de omega 3, elevado consumo de vegetales, muy bajo aporte de ácidos grasos inflamatorios, tales como el omega 6 y las grasas trans y cantidades adecuadas en actividad física de calidad) podríamos garantizar una nutrición adecuada para un buen estado de salud.

Por lo tanto, haciendo énfasis en estos alimentos y con las pautas anteriores, estaríamos asegurando una nutrición adecuada.

Así que, si no deseas ser tan meticuloso en tu alimentación y/o no necesitas serlo, entonces te presento el método sencillo: limita tu tiempo de alimentación a 8 horas y haz énfasis en las pautas anteriormente mencionadas, listo.

Con esas recomendaciones, deberías tener una mejoría en tu composición corporal y en tu salud, dejando el método más elaborado anteriormente expuesto, para las personas que desean llegar al mejor nivel posible. Puede que en un inicio cueste trabajo reeducar tus sensaciones de hambre, pero no cabe más que ser fuerte en esta transición, las cosas estarán mejor después.

Recuerda que todo cambio en la ingesta calórica tiene respuestas fisiológicas adaptativas totalmente normales. Siguiendo las pautas anteriormente mencionadas, la idea es que dichas adaptaciones sean mucho más llevaderas.

Por último, otra de las ventajas de un protocolo de ayuno intermitente, es el hecho de poder disfrutar los alimentos que quieres, incluso (de vez en cuando) alimentos con no tan buen perfil nutricional, asistir a reuniones sociales y básicamente llevar un esquema de alimentación en el que no tengas que restringir qué alimentos comes, siendo aquí lo más importante los tiempos en los que los comes.

EPÍLOGO

Con todo lo anteriormente expuesto, me he dado a la tarea de tratar de ofrecer una respuesta a algunos de los cuestionamientos en materia de nutrición, así como ironías y controversias que usualmente escuchamos, pero no siempre nos damos a la tarea de investigarlo más a fondo.

No pretendo decir que esta es la respuesta a todos los cuestionamientos ni mucho menos que este es el método que salvará a la humanidad de las enfermedades crónicas. Tampoco que necesariamente siguiendo un protocolo de ayuno intermitente sea la única, o incluso, la más indicada manera de crear una modificación en tu físico y en tu salud.

Al final del día, la ciencia seguirá avanzando, se seguirá equivocando y se seguirán descubriendo cosas que pudieran confirmar o contradecir lo anteriormente expuesto aquí.

La intención de este trabajo ha sido la de volver a poner en el plano una estrategia que ha sido olvidada, que, si bien conlleva sus riesgos en algunos casos, bien implementada y para la mayoría de la población, pudiera ser una herramienta que considerar en el vasto mundo de la ciencia de la nutrición. Herramienta que tiene sus bases y ha sido aplicada alrededor del mundo, por diversas culturas y con diversos fines, ofreciendo un amplio espectro de evidencia en la cual orientarnos.

Si bien, la recomendación de "5 comidas al día es lo ideal para todos" pudiera no ser la mejor, también decir que "mientras menos comidas al día, mejor" sería incorrecto. Caer en los extremos es lo que tanto daño ha hecho la ciencia de la nutrición, siendo mejor idea ver hasta qué punto pudiera estar la razón y que tan aplicable podría resultar para cada uno de nosotros.

Siguiendo esta línea de los extremismos, quisiera resaltar que, así como Ancel Keys y John Yudkin tenían razón, cada uno en su proporcionalidad, las actuales teorías de acerca de cómo sería la mejor u óptima manera de alimentarnos también comparten validez y no están separadas.

Una estrategia dietética que busque regular positivamente (en la medida de lo posible) la acción hormonal (cuya acción está ya bien demostrada que puede conllevar ganancia o disminución de peso, así como modificaciones en la composición corporal y patrones de apetito y saciedad) destaca con igual de importancia ante una ingesta calórica controlada, según las necesidades energéticas. Esto a la vez contemplando que, dentro de nuestras naturales diferencias como seres humanos, habrá quienes metabolicen diferente las mismas calorías.

El ayuno intermitente pudiera ser una estrategia que ataque esos tres flancos.

De igual forma, he tratado de ofrecer una respuesta ante preguntas que abundan en el tema, tales como *"¿Bajo qué mecanismos podría funcionar una estrategia de ayuno intermitente?"*, *"¿Cuál sería la manera óptima de utilizar esta estrategia para optimizar mi composición corporal?"*, entre otras.

Cabe destacar que el ayuno intermitente, no se trata de una dieta. Se trata de un patrón alimentario que necesariamente debe ser complementado con una buena elección de alimentos y nutrición adecuada, y además conllevaría una modificación en el estilo de vida.

De igual forma, si se desea llegar a los mejores niveles posibles de composición corporal, el protocolo de ayuno intermitente deberá ser manejado a la par de un cálculo calórico, así como de un *timing* adecuado en la distribución de estos nutrientes.

Pero no resulta ser algo indispensable, ya que limitar el tiempo de ingesta y seguir ciertas pautas alimentarias, ya habrá beneficios.

Ahora bien, con respecto al fomento a la modificación en el estilo de vida que podría conllevar implementar un protocolo de ayuno intermitente; ésta es una de las principales ventajas que le veo a este método ya que pudiera ser potencialmente más sostenible a largo plazo a diferencia de la restricción calórica tradicional, para los cada vez más abundantes casos de obesidad y problemas relacionados con la alimentación.

Ayunar no es la única manera de bajar de peso ni la que todos preferirían, comprendiendo que, al voluntariamente no comer durante cierto tiempo, podría implicar una incomodidad, que, si bien pudiera ser parte normal del proceso de adaptación y eventualmente esa incomodidad disminuiría, para algunas personas dicha incomodidad será poco placentera y motivo suficiente como para no intentarlo.

Si bien, dentro de mis recomendaciones se encuentra el hecho de tener que lidiar con este malestar durante las fases iniciales de esta estrategia, no todos quisieran ni tuvieran porqué pasar por eso, y sean cuales sean los motivos de esto, debe respetarse.

Al final del día, en un esquema de alimentación se busca el apego, la funcionalidad, la consecución de los objetivos que estén relacionados y, sobre todo, siempre tener en cuenta el aspecto de la salud. Pero hay otro atributo al cual estoy totalmente inclinado cuando se trata de "estrategias para la vida", me refiero a la eficiencia.

Al buscar un objetivo, no sólo buscamos un método que funcione (o que sea eficaz) también se busca que dicho método tenga eficiencia o, en otras palabras, sacar el máximo provecho de los recursos que utilicemos.

Platicando acerca de nutrición con pacientes y personas, me doy cuenta de que muchos de ellos buscan un producto "milagro" que les permita modificar su composición corporal y salud, muchas veces cayendo por productos que no sólo no funcionan, si no que vacían sus carteras, entonces les planteo la pregunta: *"¿Qué me dirías si te dijera que hay algo que no sólo puede hacer que mejores tu composición corporal y salud sin gastar ni un centavo, sino también potencialmente haciéndote ahorrar dinero?"*

A veces buscamos respuestas complejas, cuando la respuesta más simple era la más indicada.

Si bien, en esta obra trate de ser lo más objetivo posible, reconozco mi sesgo al ir más hacia la defensa de dicho protocolo. Pero ¿qué es un sesgo?, un sesgo es una tendencia hacia cierta línea de pensamiento que resulta a consecuencia de experiencias previas.

Dichas experiencias incluyen observación del mundo, experiencia personal y profesional, así como análisis de datos bajo ciertos criterios. En este punto, mis experiencias de toda índole (incluyendo la personal) me llevan a decir que el ayuno intermitente, bien enfocado y aplicado, puede resultar en ocasiones como una mejor intervención para la reducción de grasa corporal a comparación de otro tipo de intervenciones más tradicionales. Tanto para personas con sobrepeso, así como para personas que quieren llegar a los niveles más bajos de grasa corporal para estar en cercanía con los estándares de belleza actuales establecidos por la sociedad.

Por último, quiero dejar la puerta abierta para que ahora tú mismo te adentres al tema tanto como quieras y llegues a tus propias conclusiones, aquí te he compartido las mías y el porqué de ellas.

Sin duda alguna, esta estrategia olvidada debe dejar de verse como negativa o poco útil, habiendo evidencia suficiente como para colocarla dentro de un lugar importante en esta confusa ciencia de la nutrición.

Miguel Angel Cruz Rojas, agosto del 2018.

Acerca del autor

Miguel Angel Cruz Rojas (Maestría en Nutrición Deportiva)

Apasionado por la nutrición y el entrenamiento físico enfocados a la mejoría de la composición corporal y con más de 10 años de experiencia, tanto a nivel personal, académico y profesional, habiendo laborado en los equipos de fuerzas básicas del San Luis, Fútbol Club, diversos gimnasios y en la consulta privada atendiendo a personas tanto de su ciudad natal, como de diversas partes del país para la mejoría de su composición corporal.

Miguel cuenta con una certificación internacional en antropometría (ISAK nivel 1), certificación como entrenador personal y diversos cursos tanto presenciales como en línea de carácter internacional. A su vez, Miguel ha sido ponente en conferencias a nivel nacional en distintos estados de la República Mexicana y expositor en talleres enfocados a la nutrición y entrenamiento físico.

Actualmente es docente en instituciones educativas tanto privadas como públicas de las materias de Fisiología del ejercicio y Nutrición Deportiva, coordinador del tercer diplomado en nutrición deportiva en la ciudad de San Luis Potosí y también comparte sus enseñanzas e ideas sobre éstos temas en su plataforma en YouTube (http://youtube.com/nutrivolucion) con más de 65,000 seguidores y 4 millones de reproducciones totales del canal, teniendo un impacto a nivel internacional y una recepción positiva que lo posicionan como una referencia de habla hispana en estos temas.

"La pasión es el mejor motor"